I0119199

Elogios para *Cuidados resilientes y sostenibles*

"El trabajo oportuno de Karen trasciende el apoyo de resiliencia que vemos hoy en día en la asistencia sanitaria. Se trata de una guía práctica para un auténtico autocuidado sostenible que se traduce en el cuidado de los demás. Los sistemas sanitarios deberían implementar un programa de este tipo. Todos podemos aprender qué se esconde detrás de nuestras dudas y molestias. Digerir e interiorizar este libro, especialmente en compañía de otros, es el verdadero comienzo para llegar a poseer alegría en nuestro trabajo." – **Dra. Lisa Prusak**

"Este libro proporciona una orientación revolucionaria para vivir tu mejor vida mientras cuidas de los demás, con el poder de cambiar el panorama de la asistencia médica." – **Laurel Ash, Doctorado en Enfermería (DNP), Enfermera Diplomada en Enfermería (CNP), Enfermera titulada (RN), Escuela de Enfermería del Colegio St. Scholastica**

"Este libro es un recurso formidable que ofrece ejemplos y consejos relevantes del mundo real para apoyar las funciones asistenciales tanto de las personas como de los equipos. Las estrategias delineadas en cada capítulo son fáciles de seguir. Es una guía que promueve el crecimiento personal para la creación del equilibrio que todos anhelamos y merecemos con urgencia." – **Shannon Kennelly**, Médico veterinario (DVM), Propietaria de Lakeville Family Pet Clinic, una clínica veterinaria para animales pequeños

"El desgaste emocional desatendido de los cuidadores se traduce muy a menudo en un lugar de trabajo lleno de estrés, traumas psicológicos que destruyen carreras profesionales o incluso suicidios. Este libro te ayudará a reconocer, comprender y apoyar una alternativa sana y sostenible." – **Mark Lavalier**, bombero

"El mundo necesita cuidadores y los cuidadores necesitan este libro, como lo necesitaba yo. Aprovechando sus propios años de experiencia e investigación, la Rev. Dra. Schuder ha escrito un libro indispensable con estrategias prácticas, recursos e inspiración para lograr la resiliencia y sostenibilidad en las funciones asistenciales personales y profesionales. Lleno de esperanza y compasión, este libro me sirvió de guía de apoyo mientras cuidaba de otros."
– **Diane Torvick**, cuidadora familiar

"Este libro es una herramienta muy poderosa. Si lo lees y lo pones en práctica, tendrás sin duda una mejor calidad de vida como persona, como miembro de una familia y de una comunidad. Karen aporta una sabiduría que ayuda a las personas a vivir de forma más plena." – **Miriam Sierra**, World Vision Honduras

"Las perspectivas y la experiencia de Karen convierten este libro en una valiosa guía para cualquier persona dedicada a las profesiones asistenciales. En el mundo de las profesiones asistenciales, dominado por las crisis, este libro facilitará la tarea a cualquiera que asuma el papel de asistente." – **David Spencer**, Licenciado (BA), Máster en Ciencias (MS), Asesor jubilado en escuelas internacionales y locales y terapia familiar e individual

"El trabajo de la Dra. Schuder me ayudó a trasladar mi enfoque de tomar decisiones basadas en la aprobación a una perspectiva orientada a un fin. Esto me permitió realizar un importante cambio profesional y de vida que mejoró radicalmente mi resiliencia y mi capacidad de atender a los demás a la vez que me ocupaba de mis necesidades. Karen me hizo sentir apoyada y valorada en un momento en el que estaba sufriendo agotamiento y síndrome de desgaste profesional. Me ayudó a reconocer el valor que aporto a los demás por la persona que soy, no solo por mi función." – **Julie Knuths**, Doctorado en Enfermería (DNP), Enfermera titulada (RN), Enfermería de salud pública (PHN), Profesora asociada y Presidente del Departamento de Enfermería de Pregrado, Universidad de St. Scholastica

"Este libro de reflexión profunda tiene el potencial de beneficiar a muchísimas personas. Lo que me viene a la mente, tras mi experiencia en África y las Américas, son los trabajadores de primera línea que acuden a las emergencias humanitarias en sus países de origen: héroes que muchas veces tienen que procesar su propia pérdida y dolor y ayudar a sus familias a superar el desastre mientras ofrecen abnegadamente asistencia para salvar las vidas de otros."
– **Judith Anne Thimke**, Ex Directora y Directora nacional del Programa Mundial de Alimentos de la ONU

"Si tienes la esperanza de dedicarte al cuidado de otras personas en tu vida o en tu carrera profesional, debes entender los peligros que encontrarás en el camino y adoptar las habilidades personales de supervivencia que este libro te regalará." – **Charles Gallet**, Paramédico y Líder del CISD

"Durante mis muchos años como cuidadora de varios familiares, anhelaba apoyo y estrategias que me ayudaran a afrontar los numerosos desafíos que se me presentaban. Este libro es exactamente lo que buscaba y necesitaba. Le agradezco a Karen que reconociera la necesidad de un libro para ayudar a las personas a atravesar este complicado proceso al que muchos nos enfrentamos en nuestras vidas." – **Jan Arezzo**, cuidadora familiar y educadora jubilada

"Ojalá hubiera tenido este libro cuando era una mujer recién ordenada en el ministerio. Quería hacer una labor excelente para ayudar a la gente y a la Iglesia. Trabajaba demasiado y acabé sufriendo desgaste profesional. Si hubiera estudiado Cuidados resilientes y sostenibles, *podría haber gestionado mucho mejor el estrés vinculado a mi puesto y al cuidado de los demás. ¡Recomiendo de todo corazón este libro a todos los cuidadores!"*
– **Rev. Sharon Johnson**, pastora jubilada, antigua presbítera ejecutiva

"Este libro te ofrece orientación sobre cómo fijar límites en el cuidado de otras personas. Esto te permitirá no solo prevenir el agotamiento, sino vivir mejor

a nivel profesional y personal, ya que te ayudará a mantenerte resiliente en tu trabajo a largo plazo. Los conceptos y las habilidades me han ayudado a tratar con personas emocionales y a encontrar orientación en función de mi propósito." – **Merlyn Enrique Lara**, estudiante de medicina

"La guía detallada de Karen se basa en la investigación y en la experiencia vivida. Es un regalo bienvenido para los ayudantes en cualquier etapa de sus carreras, desde los principiantes ilusionados hasta los veteranos agotados". – **Louise M. Beyea**, DVM, veterinaria privada de guardia por más de treinta años

"Este libro es un recurso profundo y conciso para que aquellos dedicados a profesiones asistenciales se ayuden a sí mismos a manejar el estrés de cuidar. Es especialmente útil para los que empiezan o están a mitad de carrera y aporta herramientas prácticas que deberían incluirse en los planes de estudio de las profesiones sanitarias. ¡No espere a terminar agotado para leerlo!" – **Dra. Kris Wegerson**

"¡Este libro es una lectura maravillosa! Ofrece consejos profundos y alentadores acerca de cómo equilibrar nuestras diversas necesidades. Me han servido mucho los consejos de Karen y el relato considerado de su experiencia. Como inmigrante, empleada a tiempo completo, hija, esposa y madre de dos niños pequeños, siempre me esfuerzo por encontrar el equilibrio entre mi trabajo y mi familia y las diferentes culturas, así como entre las necesidades ajenas y las mías propias. La lectura de este libro me ayuda a conseguir un mejor equilibrio en la búsqueda del verdadero sentido de mi vida." – **Lin Xiu**, PhD, profesora asociada, Facultad de Gestión de Recursos Humanos, Universidad de Minnesota Duluth

"La Dra. Schuder ofrece un espacio acogedor para la reflexión personal que influye de forma sensata en la práctica sostenible de todo cuidador." – **Lindsey Knox**, DVM, Facultad de Medicina Veterinaria de la Universidad de Minnesota

"Este libro aporta perspectivas sobre un tema delicado tanto para los cuidadores como para quienes les apoyan. La mayoría de las personas se preocupan profundamente y quieren ayudar a los demás, pero en muchas ocasiones dudan de su propia suficiencia para ayudar a otros cuando se enfrentan a una situación aparentemente abrumadora. Este libro sirve de guía para validar esos sentimientos, además de ofrecer orientación y consejos para desarrollar las capacidades de apoyo emocional."
– **Allen Lewis**, jefe de cuerpo de bomberos

"Este libro es un magnífico regalo para todos aquellos que se dedican a atender a otros. Es una guía sabia y compasiva para ayudarnos unos a otros en este mundo tan exigente." – **Carolina Agüero de Agurcia**, Presidente Junta Directiva Sociedad Amigos de los Niños

"Este libro ayuda a orientar a los cuidadores para que afronten el desafío de las opciones, presiones, creencias y percepciones emergentes con una mente y un corazón abiertos, a fin de garantizar que el respeto al "yo" sea la base de los cuidados necesarios para atender verdaderamente a otras personas."
– **Raye Taylor**, DVM, cHPV

"Este es un gran libro, lleno de consejos útiles y cosas para hacer cuando el día parezca agotador. Cuidados resilientes y sostenibles *le ayudará a sobrellevar mejor las situaciones difíciles y a recuperarse después. Es increíblemente compasivo, y estoy segura de que salvará vidas y la cordura."*
– **Irene Kowino**, RN

CUIDADOS RESILIENTES Y SOSTENIBLES

Su guía para prosperar mientras ayuda a otros

KAREN SCHUDER, DOCTORADO EN EDUCACIÓN (EDD), MAESTRÍA EN DIVINIDAD (MDIV), MAESTRÍA EN GESTIÓN AVANZADA (MAM)

Whole Person Associates, Inc.

Duluth, MN

Publicado por Whole Person Associates, Inc.
101 West 2nd Street, Suite 203
Duluth, MN 55802-5004
EE.UU.

800-247-6789 Books@WholePerson.com WholePerson.com

CUIDADOS RESILIENTES Y SOSTENIBLES:
SU GUÍA PARA PROSPERAR MIENTRAS AYUDA A OTROS

Equipo editorial y de publicación:
Author Bridge Media
Directora editorial: Helen Chang
Directora de publicación: Laurie Aranda

Editor de
Whole Person Associates: Jack Kosmach

Número de control de la Biblioteca del Congreso: 2022943400

ISBN: 978-1-57025-372-0 -- en rústica
978-1-57025-373-7 -- libro electrónico
978-1-57025-381-2 Edición impresa en español
978-1-57025-382-9 Edición electrónica en español

Información para pedidos:
Las ventas por cantidad y los descuentos especiales están disponibles en las compras realizadas por corporaciones, asociaciones y otros. Para más detalles, comuníquese con la editorial en la dirección indicada arriba.

Impreso en los Estados Unidos de América

DEDICATORIA

Dedico este libro a todos los maravillosos cuidadores comprometidos con convertir el mundo en un lugar más saludable.

También dedico esta obra a mi maravilloso marido, Steve, y a mis hijos, Joshua, Caleb y Sophia. Ustedes son de verdad el viento bajo mis alas. Todo lo que hacen para convertir el mundo en un lugar mejor me eleva el corazón y me anima a seguir adelante en el maravilloso proceso de ayudar a otros.

ÍNDICE

AGRADECIMIENTOS

Como tantos de los grandes empeños de la vida, este libro se hizo posible con la ayuda de muchas personas maravillosas. Estoy muy agradecida a todos los que me han brindado su apoyo y sabiduría a lo largo de los años. Aunque su nombre no aparezca en esta página, sepan que agradezco a todas las personas que han marcado mi trayectoria en la vida. Me gustaría reconocer y dar las gracias especialmente a las siguientes personas:

Las más de cincuenta personas en funciones asistenciales personales y profesionales que se tomaron el tiempo de compartir sabiduría e historias conmigo. Ya sea en la atención sanitaria, en organizaciones sin ánimo de lucro, en la educación o en el cuidado familiar, ustedes están cambiando el mundo. Son una inspiración para mí y para muchos otros. ¡Sigan atendiendo a otros!

Mi marido, Steve, quien ha sido mi mayor apoyo. Eres mi héroe con tu magnífico legado de cuidado de personas y animales. Mis queridos hijos, Sophia, Caleb y Joshua. Su amor y apoyo constantes me han dado el coraje que necesitaba para hacer este acto de fe. A mis padres, Sandy y Dick: gracias por su amor durante todos estos años. A Laura, Beth y Zack: gracias por su constante apoyo. Este libro es mi regalo para todos ustedes con la esperanza de devolverles algo del amor y del cuidado que me dan con tanta generosidad.

Familiares y amigos que se han tomado el tiempo de leer los primeros borradores y me han animado a lo largo del camino. Son una presencia maravillosa en mi vida. Quiero agradecer especialmente a

Sharon Johnson, MDiv; Kris Wegerson, MD; Diane Torvick; Bonnie Keeling, MSW; Faris Keeling, MD; y Lin Xiu, PhD. Sus ideas y apoyo en los momentos difíciles me han ayudado más de lo que imaginan.

Muchos amigos hondureños, entre ellos el doctor David Madrid Messen, Yina Chávez, Edy Abiles, Merlyn Enrique Lara y Javier Lara Cartagena, por su ayuda....

A la dirección y al personal de la Sociedad Amigos de los Niños en Honduras, especialmente a mis queridas amigas Sonia Erazo y Carolina Aguero. Les estoy muy agradecida a todos ustedes por llevar el legado de esperanza de Sor María Rosa hacia el futuro.

A muchos amigos hondureños, entre ellos Merlyn Enrique Lara y Javier Lara Cartagena, por ayudarme a descubrir más sobre el precioso pueblo hondureño.

Al cuerpo docente y los residentes del Programa de Residencia en Medicina Familiar de Duluth, especialmente la Dra. Lisa Prusak, por compartir conmigo los retos y los placeres de convertirse en médico. Me conmovió la generosidad que muchos de ustedes demuestran con tanta facilidad.

Al cuerpo docente, al personal y a los estudiantes de la Escuela de Enfermería del College of St. Scholastica, especialmente Laurel Ash, DNP; Julie Honey, DNP; y Julie Knuths, DNP, por servirme de inspiración con su compromiso de desarrollar un profesionalismo resiliente y atento en un campo que es fundamental para un mundo sano y que está lleno de cuidados increíbles.

A Helen Chang y Author Bridge Media. Su orientación y apoyo me han ayudado a convertir un sueño en realidad. Juntos promoveremos los cuidados resilientes y sostenibles en un mundo que necesita imperiosamente personas que puedan prosperar mientras ayudan a otros.

INTRODUCCIÓN

Podemos reconocerlo: es difícil ayudar a otros

La experiencia de ayudar a otros está llena de belleza y plagada de quebrantos. Las funciones asistenciales están repletas de una enorme amalgama de esperanza, alegría, tristeza y frustración. Seamos sinceros: ayudar a otros puede ser agotador. Como cuidadores, nos ocupamos de personas y animales que se enfrentan a enfermedades, traumas y al final de la vida. A veces caemos en la cama sin quitarnos la ropa. Pasamos por restaurantes de comida rápida para picar algo mientras conducimos hacia la siguiente cita. Nos vemos tan envueltos en los esfuerzos para hacer del mundo un lugar mejor, que nos olvidamos de cuidar de nosotros mismos.

El mensaje engañoso de que "el autocuidado es egoísta" se cuela en nuestra vida agitada y se vuelve tan fuerte que nos resulta aún más difícil tomarnos tiempo para nosotros mismos. Podemos sentirnos culpables de salir a pasear cuando otra persona necesita ayuda para encarar el final de su vida. Reír con los amigos o jugar con nuestro perro parece fuera de lugar cuando acabamos de dejar a una familia que lidia con una tragedia. Nos puede costar mucho dejar a un lado la rabia después de que alguien haya rechazado un excelente plan de cuidados. El sufrimiento y el quebranto del mundo demuestran la necesidad imperiosa de cuidados y ponen de manifiesto por qué es difícil ayudar a otros.

Las organizaciones y sociedades para las que trabajamos deberían promover los esfuerzos asistenciales, pero en realidad crean más desafíos. Muchas organizaciones declaran que valoran el bienestar de sus empleados, pero no respaldan sus palabras con recursos y políticas. Emplean amplias exigencias y expectativas poco realistas para validar el escepticismo vinculado al autocuidado. Al renunciar cada vez más a una parte de nosotros, el agotamiento, la fatiga por compasión, la angustia moral y otros desafíos pasan a formar parte del paisaje.

Piense en el contexto de sus funciones asistenciales. Alguna vez, mientras trabaja para ayudar a otros:

- ¿Le resulta difícil tomarse el tiempo para preparar una comida sana o salir a dar un paseo?
- ¿Le parece que se va a desplomar cada noche?
- ¿Sufre una ansiedad incesante al correr de un paciente a otro, al enfrentarse a un pariente descontento o al tratar con la gerencia?
- ¿Desea poder irse a casa, leer un libro, hablar con amigos y disfrutar de la vida, pero no puede dejar de pensar en un comentario maleducado, un tratamiento que no dio resultado o la ocupada agenda de mañana?
- ¿Le cuesta encontrar placer en las alegrías sencillas de la vida, como una broma infantil o las travesuras divertidas de un perro?
- ¿Le agobia la tristeza tras lidiar con un diagnóstico terminal o un acontecimiento traumático?
- ¿Cree que hay demasiadas exigencias, pero poca ayuda por parte de la gerencia, los compañeros o la familia?

Si ha respondido "¡SÍ!" a alguna de estas preguntas, sepa que no está solo.

Solemos pensar que los desafíos son exclusivos para nuestra profesión o puesto, pero hay muchas similitudes entre los cuidadores en general. El panorama de los servicios asistenciales incluye algunos elementos comunes: la falta de tiempo para el autocuidado, el aumento de las presiones, la escasez de apoyo y las necesidades cada vez más grandes. La carga emocional del sufrimiento agrega otra capa a la labor asistencial. El dolor y el conflicto también aparecen en las experiencias de los cuidadores. Usted, junto con muchos otros, trabaja mucho, se preocupa de verdad y se esfuerza por encontrar el equilibrio para su bienestar personal.

Eche un vistazo a la experiencia del cuidador resiliente y sostenible

Podemos prosperar y encontrar un sentido profundo al ayudar a otros, a pesar de los retos. Los cuidados resilientes y sostenibles no significan que no nos enfrentemos a desafíos, sino que reafirman la capacidad de ayudar a otros a la vez que tenemos bienestar personal y fuerza para recuperarnos de las dificultades. No solo nos recuperamos de los retos, sino que nos volvemos más fuertes y adquirimos la confianza necesaria para manejar situaciones difíciles.

Los pensamientos sobre las tareas cotidianas nos dan energía como una taza de café recién hecho, en lugar de dejarnos con una sensación de vacío. Podemos tomar decisiones difíciles y tomar la mano de alguien en momentos traumáticos, y luego tenemos que soltar la tensión y aprovechar lo bueno de la vida. Respondemos a la pérdida y al trauma con autocompasión y contamos con un sólido sistema de apoyo. Podemos reír con nuestros hijos y jugar con el perro incluso después de un día complicado. Una experiencia resiliente y sostenible es aquella en la que podemos prosperar y disfrutar con el paso del tiempo.

Los cuidados resilientes y sostenibles no aparecen de la na da, sino que requieren intencionalidad. Este libro ofrece orientación y estrategias prácticas para prosperar mientras ayudamos a otros. Arraigados en valores y propósitos, promovemos la mejor versión equilibrada de nosotros mismos. También reducimos la ansiedad y aumentamos la comunidad de apoyo. Todo esto significa que podremos seguir trabajando más tiempo y sentirnos más felices en nuestras funciones asistenciales personales y profesionales. A medida que ampliamos lo suficiente el camino de la asistencia a otros para incluir el autocuidado, descubrimos también más belleza a lo largo del recorrido y nos recuperamos con mayor rapidez de los desafíos.

La resiliencia y la sostenibilidad del cuidador no son una aventura individual. Influenciamos y somos influenciados por las personas cuyas trayectorias se cruzan con las nuestras. El trabajo asistencial suele involucrar a familias y equipos, por lo que nos plantearemos formas de aumentar la resiliencia y la sostenibilidad del grupo. *Cuidados resilientes y sostenibles* se basa en la investigación, las teorías sociales y décadas de experiencia para ofrecer pautas sólidas y prácticas.

Quiero ayudarle a prosperar gracias al bien que hace. Podemos disfrutar de las alegrías de la vida incluso al atravesar extremos emocionales: hay que orientarse en las curvas, los baches y los desvíos del oficio de cuidador con conceptos y herramientas prácticos. Tanto si se encuentra en una función profesional como en una personal, este libro le ayudará a:

- Encontrar un equilibrio saludable entre el cuidado personal, las relaciones y la asistencia prestada a otros.
- Descubrir y beneficiarse de una abundancia de recursos.
- Ampliar el apoyo dentro y fuera de los entornos asistenciales.
- Saber cuándo y cómo realizar cambios de rol para revitalizar la motivación.
- Aprender de los desafíos y los errores para ofrecer una asistencia más acertada y autocompasiva.
- Afrontar los conflictos y las pérdidas de un modo que promueva el crecimiento en vez del agotamiento.
- Disminuir los estragos de la ansiedad y ver más lo positivo en la ayuda prestada a otros.
- Tratarse a sí mismo con la misma gentileza que ofrece con tanto gusto a los demás.
- Aumentar el propósito y la paz que perduren más allá del sufrimiento.
- Disfrutar de más alegría y generosidad incluso después de la exposición al trauma.
- Fomentar la autenticidad y la valentía para poder cuidar de otros con coraje y no con miedo.
- Disfrutar de quién somos al tiempo que aceptamos nuestras vulnerabilidades y fortalezas.

Incluso cuando nos enfrentamos a desafíos, podemos encontrar sustento y aumentar la resiliencia para el camino que tenemos por delante. Gracias por emprender este viaje de asistencia a otros en nuestro hermoso y confuso mundo. Todos damos y recibimos un regalo maravilloso mientras transformamos la vida con el sencillo y a la vez profundo concepto del cuidado. Juntos, podemos garantizar que el camino que recorremos conduce a un mundo más saludable para todos.

Conozca el origen de los cuidados resilientes y sostenibles

He caminado, tropezado y bailado a lo largo del camino del cuidado durante décadas. Aprendí los principios y las estrategias de *Cuidados resilientes y sostenibles* mientras ayudaba a personas en situaciones de trauma y apoyaba a otros cuidadores en la asistencia sanitaria, los grupos de apoyo y los roles familiares. Mi búsqueda de la resiliencia y la sostenibilidad empezó cuando trabajaba con niños de preescolar con discapacidades graves y múltiples y con sus familias. Me encantaba estar con los niños, pero se me partía el corazón muchas veces al ver el sufrimiento y la pérdida inherentes. Gratificante, sí; sostenible, no.

La necesidad de resiliencia y sostenibilidad se acentuó todavía más en mi posterior labor de ayuda. Como pastora y defensora de la comunidad, ayudé a personas que padecían enfermedades mentales graves, que huían de abusos, se recuperaban de pérdidas profundas o afrontaban el final de la vida. También dirigí un programa de bienestar para médicos de familia residentes, participé en un proyecto continuo en Honduras y presté apoyo al personal de nuestra clínica veterinaria familiar. Ayudar a otros me ha dado y exigido mucho.

Mi experiencia de ayudar a personas con una variedad tan amplia de necesidades incluyó preguntas profundas, a saber: ¿Cómo puedo disfrutar de las bendiciones de mi vida después de la exposición a tanto sufrimiento? Con mi deseo de convertir el mundo en un lugar más saludable, ¿cómo puedo encontrar energía cuando las necesidades y la falta de progreso parecen abrumadoras? ¿Cómo puedo justificar el autocuidado cuando estoy atendiendo necesidades que parecen tan urgentes? He tratado de encontrar teorías, investigación y sabiduría para responder a estas preguntas, para promover la resiliencia y la sostenibilidad.

Me alegra poder compartir una multitud de descubrimientos útiles. Mi investigación doctoral sobre ética y desarrollo profesional coincide a la perfección con la bibliografía en materia de lucha contra el agotamiento profesional y la fatiga por compasión. Mi trabajo y formación en la lucha contra la fatiga por compasión, la mediación de conflictos, el duelo, el desarrollo del liderazgo, la cultura organizativa y las diferencias culturales constituyen unos cimientos sólidos para mi programa. *Cuidados resilientes y sostenibles* representa más de treinta años de aprendizaje y experiencia acerca de cómo recorrer el exigente camino de ayudar a otros.

Los conocimientos que comparto proceden de una amplia gama de fuentes, incluida una maravillosa variedad de cuidadores. Entrevisté a más de cincuenta personas con experiencia en Norteamérica y Centroamérica, África, Europa, Asia y Australia. Se trata de cuidadores familiares, profesionales sanitarios (de medicina humana y veterinaria), personal de primeros auxilios, educadores, miembros del clero y defensores sin ánimo de lucro. En este libro podrá encontrar fragmentos de su experiencia y sabiduría en las citas etiquetadas como *Voces desde el terreno*.

Ayudantes en diferentes funciones han respondido con entusiasmo a mi programa de resiliencia y sostenibilidad. Los médicos residentes hablaron abiertamente de las vulnerabilidades y promovieron el autocuidado. Los cuidadores familiares agradecieron la posibilidad de analizar los desafíos comunes. Las enfermeras respondieron con entusiasmo cuando descubrieron formas de gestionar situaciones difíciles. Los profesionales hondureños hablaron animadamente de conceptos que promueven la sostenibilidad. El personal veterinario se mostró muy ilusionado al aprender cómo fomentar la autocompasión. El entusiasmo de muchos ayudantes comprometidos impulsa el trabajo que hay detrás de este libro.

Mi trabajo tiene éxito porque ofrezco nuevas perspectivas para entendernos a nosotros mismos, junto con herramientas prácticas que promueven la sostenibilidad inmediata. Empleo teorías comprobadas y sabiduría ancestral para desarrollar la resiliencia y contrarrestar desafíos como la fatiga por compasión y el agotamiento profesional. La Teoría de los Sistemas Familiares es particularmente útil, ya que aporta una perspectiva importante sobre la individualidad y las relaciones. Los conceptos ofrecen estrategias para mantener el sentido del yo y reducir la ansiedad mientras nos conectamos con otros. Habrá momentos de "¡Sí! No me pasa solo a mí" y "¡ajá!" al leer este libro y al aplicar ideas, historias y estrategias específicas para las funciones asistenciales.

Prosperemos mientras ayudamos a otros

El camino hacia la resiliencia y la sostenibilidad comienza al poner de manifiesto la fuerza que llevamos dentro. La clarificación del propósito y los pequeños cambios en la forma de entendernos a nosotros mismos transformarán las experiencias vitales y nos ayudarán a responder con fortaleza. Las actividades reflexivas nos permitirán descubrir una maravillosa fuente de esperanza, valentía, sabiduría y autocompasión.

Funcionamos desde la mejor parte de lo que somos cuando nos apoyamos en principios y propósitos importantes.

Con un mayor conocimiento de nosotros mismos, podemos promover mejor la tranquilidad, tanto interna como externa. Al elegir entre una gama de habilidades, podremos desarrollar resiliencia, disminuir la ansiedad y afrontar las situaciones difíciles de la vida con dignidad. Nos desprenderemos de las garras de la ansiedad, del conflicto y la pérdida mientras nos conectamos con los demás profundamente. Podemos dar lo mejor de nosotros mismos, especialmente cuando hay desafíos.

Emprenda este viaje para promover la mejor versión equilibrada de sí mismo y ayude a otros a hacerlo también. Repase el libro con colegas o amigos y use las preguntas de diálogo que aparecen al final de cada capítulo. Las conversaciones sinceras sobre retos y estrategias representan una excelente manera de desarrollar una comunidad de apoyo con otros ayudantes.

Al ayudar, marcamos la diferencia. Podemos encontrar una inmensa alegría y un profundo significado mientras atravesamos dificultades. La resiliencia nos ayuda a recuperarnos y a prosperar, no solo a andar a tropezones. Podemos promover una asistencia vibrante con las ideas, habilidades y estrategias de *Cuidados resilientes y sostenibles*.

El tiempo que se tome para ayudarse a sí mismo es un regalo para usted y para cada persona cuya vida toque. ¿Está preparado para aumentar el equilibrio y la alegría mientras ayuda a otros? En ese caso, emprendamos el maravilloso viaje hacia una mayor resiliencia y sostenibilidad.

Capítulo 1

INICIE SU CAMINO HACIA LOS CUIDADOS RESILIENTES Y SOSTENIBLES

Puede promover la resiliencia y la sostenibilidad para prosperar en medio de los retos que supone ayudar a otros. Usted merece el esfuerzo que se necesita para lograrlo.

Sepa que no está solo

No podemos sustraernos a las realidades de nuestra labor asistencial. Mostramos amabilidad solo para que a veces nos recompensen con groserías. Caemos en la cama agotados todos los días y alguien nos dice: "Tienes que trabajar más". Explicamos maravillosamente una necesidad de cambio solo para que otros se opongan. Ayudar a otros puede ser como una vuelta alocada en una montaña rusa, pasando por emociones de deleite y desafíos.

Los cuidadores nos mantenemos firmes durante los desafíos, sosteniendo a las personas en medio del trauma, y luego nos esforzamos por desprendernos de su sufrimiento al salir del trabajo. Superamos las expectativas de curación solo para quedarnos con sentimientos de impotencia cuando los resultados no cambian. Esto es cierto ya seamos enfermeros, médicos, cuidadores familiares, veterinarios, socorristas, miembros del clero, consejeros, defensores, educadores o cualquier otra función asistencial.

Si le cuesta encontrar el equilibrio, forma parte de los numerosos cuidadores que vuelcan su energía, su corazón y su alma en ayudar a otros a la vez que anhelan el bienestar y la resiliencia personales. Como personas que brindan asistencia, nos vemos expuestos a un amplio abanico de exigencias. Incluso con la más noble de las intenciones, nuestros esfuerzos chocan contra el quebranto del mundo. Estamos expuestos a algunas de las realidades más duras y nos podemos sentir impotentes. Sea cual sea la función asistencial que desempeñemos, compartiremos el camino con personas de todo el mundo que pueden identificarse con los retos a los que nos enfrentamos cada uno de nosotros.

Un mensaje que espero transmitir es que todo el mundo pasa por dificultades a veces. Tener dificultades no significa que uno sea deficiente, sino humano. También quiero comunicarle claramente que no está solo. Las personas que desempeñan funciones asistenciales en todo el mundo comprenden lo duro que puede ser cuidar. Puede encontrar apoyo en numerosos cuidadores con historias similares.

Solemos pensar que los retos a los que nos enfrentamos solo pertenecen a nuestra profesión o función. Pero muchos desafíos trascienden el ámbito de las personas que cuidan de otros. Por ejemplo, un estudio de los Centros para el Control y la Prevención de Enfermedades (CDC) reveló un aumento de la angustia psicológica y de la ideación suicida entre los veterinarios.[1] Los investigadores lo atribuyeron a la fatiga por compasión resultante del aumento de las presiones, del sufrimiento y la pérdida.

En respuesta a este estudio, me centré en ayudar a la gente a comprender y combatir la fatiga por compasión. Después de enterarse de mi trabajo, socorristas, dentistas, médicos clínicos, enfermeros y cuidadores familiares respondieron enérgicamente diciendo:"¡Nosotros también lo necesitamos!" Los cuidadores que desempeñan funciones personales y profesionales se enfrentan a desafíos comunes y comparten la necesidad de mejorar la sostenibilidad de sus roles.

Las investigaciones confirman nuestra intuición de que se necesita más para promover la sostenibilidad entre las funciones asistenciales. Una encuesta de la Asociación Médica Estadounidense (AMA) realizada entre médicos reveló una tasa de agotamiento profesional del 42 %.[2] Otros estudios indicaron que más de la mitad de los médicos y enfermeros estadounidenses encuestados sufren agotamiento profesional.[3] Este fenómeno afecta a todas las funciones asistenciales y no es el único reto al que se enfrentan los cuidadores.

La Asociación Americana de Psicología (APA) reconoció la prevalencia de la fatiga por compasión entre los profesionales de la salud mental.[4] Investigadores de la India llegaron a la conclusión de que los dentistas tienen tendencia al agotamiento, la depresión y la ansiedad.[5] Una encuesta realizada entre socorristas mostró tasas más elevadas de pensamientos suicidas.[6] Puede encontrar fácilmente artículos sobre el agotamiento profesional y otros desafíos entre los ayudantes como educadores y cuidadores familiares.

Las exigencias están pasando factura a los ayudantes a nivel mundial. He escuchado a cuidadores maravillosos de cinco continentes compartir las dificultades con las que se han encontrado. Muchos pueden sentirse identificados con lo que dijo José, un médico hondureño: "Me encanta mi trabajo, pero es tan agotador. Muchos de nosotros no sabemos qué hacer para mejorarlo. Los índices de agotamiento y suicidio son altos". Trabajar rodeado de sufrimiento significa sentir lo mejor y lo peor que el mundo puede ofrecer. Ayudar a otros es una de las experiencias más satisfactorias y más exigentes.

Tenemos que hacerlo más sostenible, porque los cuidadores representan uno de los oficios más dignos y necesarios. Virginia Held escribió: "El cuidado es probablemente el valor más profundamente fundamental... Pero no puede haber justicia sin cuidados, ya que sin ellos ningún niño sobreviviría y no habría personas a las que respetar".[7]

La importancia y los desafíos de ayudar a otros me inspiraron a desarrollar una forma sostenible del cuidado. Nuestro trabajo puede ser difícil, pero es esencial para el bienestar del mundo. A pesar de las dificultades, podemos prosperar mientras brindamos cuidados al mundo.

VER RETOS COMUNES — DESDE EL AGOTAMIENTO PROFESIONAL Y LA FATIGA POR COMPASIÓN HASTA EL SÍNDROME DEL IMPOSTOR: ¡USTED NO ESTÁ SOLO!

Las siguientes descripciones aportan explicaciones básicas para promover la concienciación y la identificación con otras personas que afrontan retos similares. Cabe señalar que las descripciones no ofrecen información suficiente para realizar diagnósticos. Eso es algo que solamente deberían hacer los profesionales cualificados. Le recomiendo de todo corazón que use recursos como un terapeuta o consejero para que le ayude a prevenir los retos o a recuperarse de ellos.

Agotamiento profesional: el burnout es un estado de extenuación provocado por la implicación en situaciones emocionalmente demandantes durante un período prolongado.[8] Es una afección crónica en la que las demandas percibidas superan los recursos disponibles.[9]

Trauma primario y secundario: el trauma es una forma extrema de estrés después de un acontecimiento angustiante. La reacción es tan fuerte que no se logra restablecer la vida de antes con las respuestas típicas de recuperación.[10]

- El trauma primario se produce cuando sufrimos o presenciamos personalmente un acontecimiento que nos provoca miedo e impotencia.[11]
- El trauma secundario se refiere al estrés acumulado como resultado de la exposición a los traumas de otras personas.[12] Este trauma indirecto cambia nuestra visión del mundo tras estar expuestos mediante imágenes o historias.[13]

Fatiga por compasión: una interacción sinérgica entre el trauma primario, el trauma secundario y el agotamiento puede conducir a lo largo del tiempo a la fatiga por compasión.[14] La exposición repetida a los traumas de otras personas, en combinación con un sentimiento de falta de recursos y el trauma primario acumulado a lo largo del tiempo, puede hacer mella en el bienestar y la motivación personales.

Angustia moral: la angustia moral se produce cuando se pide a una persona que actúe de forma contraria a sus valores personales y a su moral.[15] Esto puede deberse a políticas o expectativas organizativas que se oponen a lo que consideramos correcto. Se paga un precio cuando nos enfrentamos a situaciones que infringen nuestras creencias fundamentales sobre el bien y el mal.

Síndrome del impostor: es la sensación de no tener lo necesario para el papel que se desempeña, acompañada del miedo a vernos expuestos como farsantes.[16] Los sentimientos de impostura son comunes entre las personas con grandes logros en épocas de transición profesional.[17] El perfeccionismo, junto con la idea de que uno debe tener éxito sin ayuda, contribuye a la sensación de no adaptarse a un determinado papel.

Tenga en cuenta que el agotamiento, el trauma, la fatiga por compasión, la angustia moral y el síndrome del impostor tienen nombre porque mucha gente los ha sufrido. Estos retos pueden conllevar consecuencias físicas, emocionales, sociales, conductuales y laborales. La pérdida de ideales, la disminución de la sensación de logro y los sentimientos de aislamiento son algunos de los más peligrosos. Las dificultades que atravesamos apuntan a una realidad de la que no nos podemos escapar: ayudar a la gente en circunstancias difíciles pasa factura. Si lo está pasando mal, recuerde que no está solo.

Si en algún momento siente que está en peligro de hacerse daño o de que alguien le haga daño, tenga la prudencia de buscar ayuda inmediata. Siempre hay esperanza. A veces necesitamos a otros para que nos ayuden a verlo. Todos somos humanos y a veces precisamos ayuda. Un punto de suma importancia: todos merecemos que se preocupen por nosotros.

Mirando más allá del agotamiento... Mi historia

Mi convicción de que podemos prosperar mientras ayudamos a otros se ha desarrollado a lo largo de una larga y difícil trayectoria. Me dediqué a una profesión asistencial creyendo que el amor puede conquistarlo todo, pero descubrí que puede haber mucho quebranto de por medio. Poco sabía cuando acepté el puesto de pastora en dos pequeñas iglesias rurales que mi vida y mi profesión se encontraban en un rumbo de colisión que me dejaría llorando en el suelo.

Las congregaciones de Lake Church y First Church tenían una larga historia de conflictos. Lake Church parecía una cabaña de Northwoods, con paredes de pino e imágenes de abedules en los vitrales. La mayoría de los parroquianos se habían jubilado y mudado a sus cabañas, donde podían pescar y huir del tráfico intenso de la ciudad. Lake Church estaba a solo veinte minutos en coche de First Church, pero a todo un mundo de distancia.

El edificio blanco de First Church estaba en medio de un pueblito con otros tres edificios. La mayoría de los fieles se habían criado en la zona e intentaban ganarse la vida en pequeñas granjas lecheras. Había solo dos mesas en el salón social, una para los hombres y otra para las mujeres. La primera vez que me acerqué a la mesa de los hombres, se oyó un suspiro colectivo cuando me senté para escuchar algunas de sus historias. Trabajé mucho para demostrar a la gente de First Church y Lake Church que me preocupaba por ellos.

Visité a la gente en sus casas para conocer a sus familias y recé con ellos después de sus cirugías. Escuché historias sobre seres queridos que habían fallecido y festejé los nacimientos de sus nietos. Cerca de un año después de asumir como pastora, me quedé embarazada y dimos la bienvenida al mundo a nuestra hija Sophia. Steve y yo gestionamos los retos de una familia joven, con trabajos exigentes. Volví al trabajo cansada, pero preparada.

Las mujeres de First Church organizaron un baby shower para dar la bienvenida a Sophie con mantas de colores pastel, suéteres de punto y una cuna hecha a mano. Desconocía por completo la situación hasta que alguien me dijo: "La iglesia Lake Church está causando problemas de nuevo". Les aseguré que hablaría con los dirigentes de la iglesia y me ocuparía de resolver los problemas. Los líderes de Lake Church sostenían que no pasaba nada, pero yo veía los domingos un número cada vez mayor de rostros llenos de odio.

Por fin me enteré de que un miembro de Lake Church había hablado con gente de ambas congregaciones y les había explicado que yo no debía ser su pastora. Los chismes se propagaron como fuego. Se decían cosas como: "Acaba de tener un bebé y no debería trabajar", "No podemos contar con ella" y "Su marido tiene un buen trabajo, no deberíamos pagarle tanto". Me pagaban menos del salario mínimo y no había faltado ni un solo día antes de la licencia por maternidad.

Durante las fiestas navideñas, intenté comprender y disolver el conflicto. Puse buena cara, pero tenía un nudo en el estómago y ganas de llorar. Me tuve que convencer a mí misma de que debía levantarme los domingos por la mañana y conducir hasta la Lake Church, donde sabía que me enfrentaría de nuevo a miradas de odio.

Poco después de Navidad, nos enteramos de que mi suegra, Ruth, estaba gravemente enferma a causa de una forma agresiva de estreptococo. Durante las semanas siguientes, mi marido y yo repartimos nuestro tiempo entre la casa y el hospital. Dormíamos en sillas en la sala de espera del hospital y nos turnábamos para estar con Ruth, que estaba conectada a un respirador artificial. Me sentía abrumada por las responsabilidades y la impotencia.

Los fines de semana dirigía servicios de culto, reuniones y visitas pastorales. Al final, el descontento de Lake Church estalló en una reunión sobre contratos. Algunos miembros gritaron acusaciones como: "¡Está intentando aprovecharse de nosotros!" Las personas que pensé que me apoyarían se quedaron calladas. Alguien dijo: "Lo que le hacemos está mal". Volví a casa aturdida, temblando y manejando a toda prisa en la oscuridad para llegar a mi lugar seguro y a gente de confianza.

Nuestra casa estaba vacía y no sabía dónde se encontraban Steve y los niños. Mis esperanzas profesionales se habían desmoronado. Me sentía fracasada, indigna de recibir apoyo. El idealismo se había esfumado y me parecía que todas las cosas buenas que había hecho no valían nada. Me caí en el suelo de nuestro comedor y lloré. Me dolían los huesos y el estómago. Nunca me sentí tan traicionada ni tan sola como aquel día. Estaba completamente agotada, pero no podía descansar.

Me atormentaba la idea de si debía continuar como pastora de la congregación. Con solo pensar en ir a Lake Church se me aceleraba el corazón y me sudaban las palmas de las manos. Lloré y recé mucho. Ruth se recuperó milagrosamente y eso me aportó una nueva sensación de esperanza. Un día, la niebla emocional se disipó y comprendí que debía irme. Ahora entiendo que ese fue el momento en que empezó la curación, aunque lo único que sentía era dolor.

Esta dolorosa experiencia me inspiró para tomarme en serio la búsqueda de formas de cuidar más sostenibles. La larga y lenta escalada hacia el bienestar incluyó tiempo para abrazar a mis hijos y a Steve, y reunirme con un director espiritual. Amigos y mentores también me aportaron perspectivas valiosas. Se prendió la chispa de promover el autocuidado a la vez que se ayuda a otros. Trabajé mucho para curarme y ser la mejor versión de mí misma, equilibrada, por el bien de mi familia.

Pensé que jamás volvería a trabajar como pastora, pero nunca digas nunca. Con mucho apoyo, acepté ser pastora de una congregación maravillosa durante doce años. Con el paso del tiempo, busqué constantemente formas de cuidar y liderar a la vez que promovía el bienestar personal. La autoconciencia se convirtió en parte integral de la construcción de la resiliencia y la sostenibilidad.

Trabajé arduamente para mantenerme anclada en lo importante. Los límites saludables y la autocompasión pasaron a formar parte de mi trayectoria. Busqué oportunidades de aprendizaje para ampliar mis capacidades de afrontar situaciones difíciles, como la pérdida y el conflicto. Mi papel implicaba con frecuencia la participación en diversos grupos de colegas y de la comunidad que me brindaban apoyo.

Mi experiencia sigue incluyendo retos y sufrimiento, pero la belleza y la alegría de cuidar brillan más fuerte que cualquier otra cosa. Veo las partes difíciles de ayudar a la gente y a las organizaciones, pero la conciencia de las vivencias y las relaciones significativas brilla con más intensidad. Nuestras funciones asistenciales están llenas de esa mezcla de vida y pueden ser sostenibles. Podemos recuperarnos de los retos para afrontar el proceso de ayudar a otros con mayor fuerza y sabiduría.

Cree un plan de resiliencia y sostenibilidad

No importa en qué punto de su camino se encuentre, puede ver y hacer cosas para disfrutar de la alegría, de la satisfacción y del compañerismo que supone el trabajo de cuidador. Sé lo agotador y abrumador que puede resultar prestar ayuda. También sé que los beneficios pueden superar los desafíos y los obstáculos del camino. Todos nos vemos afectados por el sufrimiento, pero podemos influir en cómo este proceso modela nuestras vidas. Podemos hacer más que superar el quebranto que hay detrás del sufrimiento. Me entusiasma compartir lo que he aprendido a través de la experiencia, la investigación y la teoría. Podemos prosperar a la vez que fomentamos el equilibrio y la resiliencia.

Aumentará la resiliencia y el equilibrio para que pueda prosperar mientras avanza en *Cuidados resilientes y sostenibles.* Se entretejen tres componentes: (1) fortalecer la mejor versión equilibrada de sí mismo, (2) disminuir la ansiedad y aumentar la regulación emocional, y (3) ampliar el apoyo. Los tres se solapan y funcionan juntos para incrementar la resiliencia y la sostenibilidad. Las explicaciones, historias y herramientas pueden ayudarles a aplicar los conceptos ahora mismo. También se aportan enfoques para fomentar la resiliencia en los demás. Mi deseo es ayudarle a ayudarse a sí mismo mientras ayuda a otros. ¡Eso sí que es mucha ayuda!

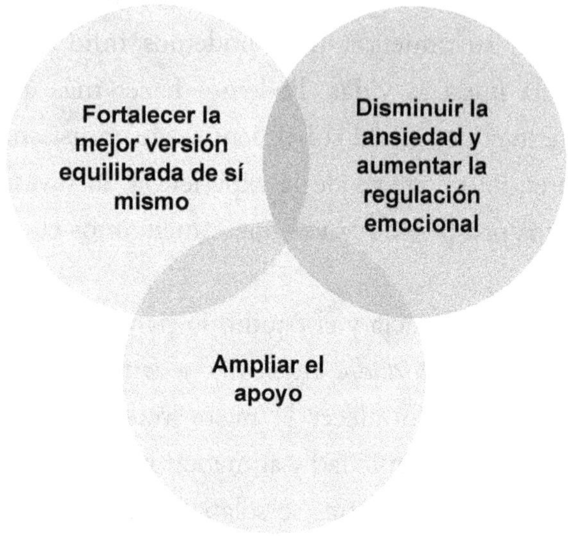

Parte 1: Fortalecer la mejor versión equilibrada de sí mismo

Capítulos:

- Descubra su fuerza mediante valores y un propósito fundamentales.
- Promueva la mejor versión equilibrada de sí mismo con límites saludables.
- Fomente la autocompasión.

Para empezar, fortalezcamos la mejor parte de lo que somos: los valores y el propósito fundamentales que nos impulsan a querer ayudar a los demás. Cuando nos orientamos con determinación hacia lo que consideramos importante, podemos alcanzar nuestra mejor versión equilibrada, incluso en medio de las tormentas. Saber lo que es importante y tener una respuesta que refleje los valores básicos y el propósito son elementos esenciales para la resiliencia y la sostenibilidad. Como escribió Nietzsche: "Quien tiene un por qué para vivir puede soportar casi todos los cómos".[18]

Cuando vivimos en consonancia con los valores y creencias básicos, no nos sentimos tan desorientados. Al conocer nuestro propósito, dejamos de centrarnos en ansiedades, miedos y presiones inútiles para dedicarnos a lo que realmente importa. El mejor yo equilibrado no es una persona perfecta en un mundo perfecto, sino *alguien vibrante* que gestiona con éxito todos sus roles. Ser nuestro mejor yo equilibrado supone llevar una vida sana, que refleje valores y propósitos importantes. A medida que identificamos lo que esto significa, creamos un mapa valioso para el camino.

Una vez que comprendemos cómo vivir siendo nuestra mejor versión, nuestro yo equilibrado, podemos promover límites saludables que nos mantengan en un camino sostenible. Los límites que designan aquello de lo que somos y no somos responsables nos ayudan a crear armonía entre el cuidado de uno mismo y el de otros. Los límites emocionales son de los más difíciles de entender, pero son cruciales para la sostenibilidad. Al identificar nuestras responsabilidades emocionales, podemos descubrir formas de estar rodeados de sufrimiento sin quedarnos atrapados en las tormentas emocionales ajenas. El sufrimiento nos afecta, pero podemos incidir en cómo marca nuestro camino.

Cuando sentimos el impacto del sufrimiento, podemos reaccionar con autocompasión para promover el bienestar. Se nos insta a mostrar compasión hacia los demás, pero pocas veces nos atrevemos a ofrecérnosla a nosotros mismos. La autocompasión hace honor a nuestra humanidad compartida a través de la bondad y nos ofrece un esperanzador "vas a poder con esto". Contrarresta el perfeccionismo y las exigencias poco realistas. El perdón, que es un elemento de la compasión, nos permite seguir avanzando en nuestro camino después de no haber estado a la altura de las expectativas. La autocompasión nos ofrece un chaleco salvavidas cuando las aguas parecen demasiado turbulentas.

A medida que fortalecemos nuestro mejor yo equilibrado, con valores y propósitos importantes, límites saludables y autocompasión, nos vamos acercando a una experiencia equilibrada. El siguiente paso es aumentar la capacidad para regular la ansiedad y las emociones. La tranquilidad interior nos aporta la habilidad de mantener el rumbo y disfrutar del camino, incluso cuando aparecen tormentas.

Parte 2: Disminuir la ansiedad y aumentar la regulación emocional

Capítulos:

- Disminuya la ansiedad.
- Afronte los conflictos.
- Recupérese de la pérdida.

En niveles saludables, la ansiedad nos impulsa a ser más productivos y proactivos. Lamentablemente, es demasiado fácil quedar atrapado en niveles insostenibles de ansiedad crónica. Bonnie, una trabajadora social, descubrió esto después de sufrir un infarto. Cuando su cardiólogo le preguntó: "¿Tiene algún tipo de estrés en su vida?", ella respondió inmediatamente: "¡No!" Después de pensarlo, Bonnie se dio cuenta de que había contestado demasiado rápido. Explicó: "Cuando miré el portapapeles con la lista de todo lo que estaba haciendo, me mareé. Tenía la sensación de que el mundo giraba descontroladamente".

No importa lo inteligentes o capacitados que seamos, las interminables exigencias y ajetreos del mundo pasan factura. La buena noticia es que podemos cambiar el grado de ansiedad que sentimos. La esencia de este trabajo radica en distinguir entre las emociones propias y las ajenas. Un mayor autoconocimiento nos ayuda a identificar y cambiar los factores emocionales desencadenantes para disminuir la capacidad de reacción. Los pequeños cambios en la percepción que tenemos de nosotros mismos alteran la forma en que sentimos las presiones. Por ejemplo, a medida que nos centramos en guiarnos por un propósito en lugar de hacerlo por alabanzas, nos dejamos afectar menos por la ansiedad de los demás.

Podemos fomentar la paz interior mediante actividades de mindfulness (atención plena), ejercicios de relajación y sustento espiritual. Estar tranquilos por dentro aparta las garras que la ansiedad clava en nuestras vidas. La paz interior puede ayudarnos a afrontar los retos de la vida con mayor integridad y sabiduría.

Los conflictos y las pérdidas son algunos de los desafíos vitales más difíciles, pero no tienen por qué frenar nuestra marcha. El trabajo y las habilidades proactivas nos ayudan a influir en su impacto en nuestra propia vida y en las de aquellos con los que interactuamos. Quizá no podamos eliminar de la vida los conflictos o las pérdidas, pero sí podemos reaccionar de un modo que reduzca la ansiedad y promueva la sostenibilidad.

También tenemos la opción de aumentar o disminuir la ansiedad que se propaga en las familias, los equipos y las organizaciones. Por muy complicadas que puedan ser las relaciones, constituyen una increíble fuente de resiliencia y sostenibilidad. En la medida en que desarrollamos de forma intencionada recursos y fomentamos relaciones nutritivas, mejor podemos afrontar las interacciones difíciles de nuestro camino y ayudar a otros a hacerlo en el suyo. Aprovechemos la energía para que nos ayude a avanzar en vez de derribarnos.

Parte 3: Ampliar el apoyo

Capítulos:

- Aligere la carga con recursos.
- Cultive una comunidad de apoyo.

Solemos tener más recursos de los que creemos. Un abanico de estrategias, relaciones, oportunidades y actividades puede ayudarnos a encontrar energía y apoyo para nuestra experiencia asistencial. Una vez que conocemos los recursos disponibles, tenemos que dar el siguiente paso de permitirnos `utilizarlos. Con frecuencia, esto supone contemplar el éxito de otra manera y lidiar con los silenciadores para que podamos hablar de los desafíos. Podríamos encontrar y ofrecer apoyos seguros con esfuerzos deliberados para desarrollar conexiones más profundas.

Las conexiones profundas ratifican y validan quiénes somos. La familia, los amigos, los compañeros y otras personas que nos brindan apoyo nos ayudan a mantener nuestro dinamismo. Los profesionales pueden darnos una objetividad y unas herramientas importantes, independientemente de dónde nos encontremos en el camino de ayudar a otros. Las relaciones saludables aportan una perspectiva y una atención muy necesarias, pero también precisan de esfuerzos deliberados para desarrollarse.

Podemos descubrir una infinidad de maneras de cultivar relaciones y oportunidades importantes de compartir. Una vez que nos anclamos con toda intención en lo que es importante y disminuimos la ansiedad, encontramos más energía para invertir en conexiones más profundas. También es más probable que aprovechemos los recursos disponibles que nos ofrecen sustento y orientación. Nos plantearemos formas de desarrollar una amplia red de recursos y de superar los silenciadores que dificultan el intercambio auténtico. Los grupos que fomentan la autenticidad y la asistencia son un verdadero tesoro.

La comunidad puede ser más amplia de lo que pensamos, así que podemos beneficiarnos al buscar formas de incrementar las conexiones. Una variedad de tareas creativas aportan ideas sobre cómo desarrollar nuestro entorno de apoyo. La resiliencia y el equilibrio en los equipos no son un acto aislado. A medida que trabajamos para aumentar la resiliencia y la sostenibilidad para nosotros mismos, ejercemos una influencia positiva sobre otras personas de nuestras vidas: la familia, los equipos y las organizaciones. Como cuidadores podemos brindarnos un valioso apoyo mutuo.

Recuerde siempre que cuenta con apoyo. Sepa también que su mejor y más importante fuente de apoyo es usted mismo.

Sea su mejor defensor

A medida que aprendemos a convertirnos en nuestro mejor recurso, podemos apoyar a otros con mayor eficacia. Si hay algo que se lleva de este libro, espero que sea esto: vale la pena preocuparse por uno mismo. Puede encontrar esperanza y personas que se preocupe por usted. Este libro se basa en la teoría y la investigación, pero no reemplaza el apoyo de los profesionales de la salud mental. Si en algún momento le resulta difícil funcionar, hable con un profesional. En este proceso de brindar ayuda a otros, usted es su defensor más importante.

Sacará el máximo provecho de este libro si lo lee desde el principio. Los capítulos 2 y 3 son particularmente fundamentales, ya que sientan las bases para que se pueda prosperar con cuidados resilientes y sostenibles. Los conceptos avanzan con cada capítulo e incluyen una variedad de estrategias prácticas. El libro está estructurado en secciones cortas, para que se pueda leer en sesiones breves o prolongadas. Utilice los conceptos y las tareas para crear una guía que le permita prosperar. Después de leerlo, puede volver a *Cuidados resilientes y sostenibles* como recurso de orientación continua.

Estúdielo solo o en grupo para promover diálogos constructivos sobre los desafíos y las alegrías de ayudar a otros. Por cada reto al que nos enfrentamos, muchas personas tienen que superar los mismos obstáculos. Nunca estamos solos a la hora de afrontar los desafíos de las funciones asistenciales, y juntos podemos promover un apoyo auténtico y validar las virtudes del autocuidado.

"El autocuidado nunca es un acto egoísta", escribió Parker Palmer. "Es simplemente una buena gestión del único don que tengo, el don con el cual llegué a esta tierra para ofrecérselo a los demás. Cada vez que podemos hacer caso a nuestro verdadero yo y prestarle los cuidados que necesita, lo hacemos no solo por nosotros mismos, sino por los muchos otros cuyas vidas tocamos".[19]

La forma en que nos tratamos afecta nuestra capacidad de cuidar a otros. Podemos promover el bienestar y ser un modelo de cuidado saludable para las generaciones futuras. De igual importancia es que tengamos una influencia positiva en los equipos y sistemas con los que trabajamos para promover unos cuidados resistentes y sostenibles.

Podemos convertir las colinas en baches gracias al autocuidado. Ustedes se merecen el esfuerzo. La resiliencia y el equilibrio le ayudarán a disfrutar de la vida, especialmente mientras asume el reto de ayudar a otros. Ahora que tiene una idea del mapa del cuidado resiliente y sostenible, prepárese para fortalecer su mejor yo equilibrado. Debemos aprovechar la mejor parte de lo que somos. Promueva el bienestar personal y prospere mientras cambia el mundo con el cuidado. ¡El siguiente paso le espera!

Capítulo 2

Descubra su fuerza mediante valores y un propósito fundamentales

Aumentamos la sostenibilidad al guiarnos por un propósito en vez de una motivación basada en alabanzas.

Fortalézcase teniendo un propósito

Los propósitos son poderosos. A través de ellos podemos encontrar una enorme fortaleza y resiliencia, pero solo si conocemos ese propósito. Cuando nos falta claridad, resulta muy fácil dejarnos llevar y agotar por las presiones que se nos ciernen encima. Lo he pasado muchas veces a lo largo de los años, pero sobre todo después de los atentados terroristas de 2001.

En cierto modo, el mundo se detuvo el 11 de septiembre, pero en otros aspectos pareció girar descontroladamente. En aquel momento yo era pastora a cargo de una congregación y había empezado la mañana visitando a Ken, un hombre de voz suave que tenía dificultades con su reciente traslado a un centro asistencial. Cuando llegué, silenció rápidamente el programa de noticias de la mañana y me saludó con una sonrisa triste. Después de las cortesías, Ken me informó de que le acababan de diagnosticar un cáncer en estadio avanzado.

Mientras Ken compartía esta triste noticia, una imagen en la televisión me llamó la atención: un avión estrellándose contra una torre del World Trade Center. Intenté concentrarme en ofrecerle apoyo, pero no pude evitar que mi mirada volviera a aquellas imágenes escalofriantes. Justo después de dejar a Ken, me enteré de los atentados terroristas en curso. El dolor colectivo e individual fue abrumador.

Me encanta ayudar a la gente en momentos difíciles, pero esa ocasión también estuvo marcada por el dolor personal. Los días, semanas y meses posteriores nos llenaron de personas que necesitaban apoyo. La ayuda que presté a personas con necesidades profundas se sumó a las constantes exigencias organizativas, el cuidado de nuestra joven familia y el apoyo a nuestro negocio. Como muy probablemente sepa, los momentos de emoción y ansiedad intensas pueden dejarnos sintiéndonos a la deriva en un mundo tormentoso.

La falta de claridad con respecto a los valores y al propósito nos hace más vulnerables a las fuerzas volátiles de nuestro mundo en crisis. Yo tenía una idea de lo que creía, pero durante los momentos de presión intensa esto desaparecía en un segundo plano. Por mucho que intentara dejar el trabajo en el trabajo, los efectos de un empleo y un mundo desafiantes se filtraban en mi vida personal, incrementando el estrés, la culpa y el agotamiento. Sabía que eso no era sostenible. Quería sentirme más anclada en lo que consideraba importante, sin dejarme arrastrar por ansiedades cada vez mayores.

"Si uno no sabe a qué puerto navega, ningún viento es favorable", señalaba el filósofo antiguo Séneca. Sin un destino en mente, no diferenciamos un buen viento de uno malo y nos dejamos llevar por el vaivén de cualquier viento que sople. Los principios importantes, incluido el propósito, nos ayudan a reconocer los buenos vientos. Comprender claramente las creencias, los valores y los propósitos importantes nos ofrece una visión de nuestro destino y nos ayuda a aprovechar las fuerzas que nos hacen avanzar.

Sus creencias y propósitos fundamentales pueden ser la fuente más poderosa de orientación y resiliencia, pero solo si los conoce. La articulación de las creencias fundamentales crea un mapa de su camino que fomenta la confianza para superar los obstáculos y las curvas con determinación. Los ideales que le atraen para ayudar a otras personas le dan la fuerza para prosperar. Agradezco el propósito que le lleva a cuidar de otros. Quiero ayudarle a aumentar la sostenibilidad al aprovechar su recurso más valioso: usted mismo.

Aventurémonos a resaltar la mejor parte más fuerte de cada uno: sus creencias fundamentales, sus valores, sus virtudes y su propósito. En el marco de este trabajo hay que equilibrar su propósito para promover el bienestar personal. Además, los equipos pueden aumentar la resiliencia y la sostenibilidad a través de un propósito unificado. Los valores esenciales y el propósito aportan orientación para afrontar una variedad de presiones. O bien, para utilizar la analogía de Séneca, definen el puerto al que intentan llegar y un timón para conducirles en la dirección correcta, independientemente de los vientos que estén soplando.

Resiliencia en acción: Imagínese...

Se enfrenta a una variedad de desafíos que a veces le parecen aplastantes. Las expectativas le arrastran en distintas direcciones y, a veces, se topa con un sufrimiento que le afecta más de lo esperado. En ocasiones quiere gritar, correr o esconderse, pero en cambio recuerda lo que es realmente importante. Respira hondo para calmarse y piensa en su propósito. Anclado en sus creencias fundamentales, afronta los retos con optimismo, procesa cuál es la mejor forma de actuar y se permite reenergizarse. Usted sabe que el camino puede ser difícil, pero también lleno de significado y bondad.

Disminuya las presiones siendo auténtico

Las constantes presiones procedentes de diversas direcciones pueden poner a prueba sus esfuerzos por ayudar a otros de forma sostenible, en parte porque debido a las presiones puede resultar difícil ser auténtico y cuidarse a sí mismo. Mientras trabaja para ser quien siente que está destinados a ser, vale preguntarse si alguna vez se siente presionado o arrinconado por:

- ¿Una necesidad constante de demostrar lo que vale?
- ¿Esfuerzos por mantener a todo el mundo contento?
- ¿Miedos a cometer un error?
- ¿Deseos de adaptarse a otros?
- ¿Esperanzas poco realistas?

- ¿Una atmósfera de negatividad y ansiedad?
- ¿Una intolerancia de la diversidad?
- ¿Estereotipos?

Estas presiones agotan la energía, ya que nos alejan de vivir en consonancia con los valores importantes. Pueden hacernos sentir como si persiguiéramos un ideal que se nos está yendo de las manos, porque la ansiedad se nos interpone en el camino.

Nuestro viaje siempre incluirá fuerzas que nos arrastran en distintas direcciones. Muchas de las presiones provienen de nuestra necesidad de conexión con los demás.[1] Todos nos enfrentamos a un tira y afloja entre ser personas distintas y a la vez querer que los demás nos acepten. No es posible eludir las dos necesidades, pero podemos disminuir las presiones del sentido de pertenencia cuando funcionamos más bien basándonos en valores, creencias y propósitos claramente definidos.[2]

A medida que definimos lo importante, trasladamos las creencias fundamentales a una parte central de la vida. Funcionamos a partir de la mejor parte, la más madura, de nosotros mismos.[3] Esto nos ayuda a diferenciarnos de los sentimientos, las perspectivas y las ansiedades de otras personas. La autodiferenciación, un concepto de la Teoría de Sistemas Familiares, implica poder definir nuestros propios objetivos y valores vitales independientemente de las presiones ajenas.[4] Una mayor autodiferenciación reduce la ansiedad causada por nuestra necesidad de aceptación, dándonos así más capacidad para vivir con autenticidad y permitir que otros también lo hagan.

Voces desde el terreno: Ánclese en lo que es importante.

"Es muy importante conocer tus valores a la hora de dirigir equipos. Cuando nos arraigamos en lo importante, podemos defender nuestras convicciones. Si no sabes quién eres, ¿cómo puedes ayudar a los miembros de tu equipo a saber quiénes son? Si estamos tomando decisiones de vida o muerte para otras personas, tenemos que conocer nuestra posición y saber en qué se basan esas decisiones." Lisa, bombero, Estados Unidos

La autodiferenciación amplía nuestra capacidad de estar cerca de las ansiedades de otros sin asimilarlas ni cambiar por ellas.[5] Cuando funcionamos basándonos en principios básicos, aumentamos la capacidad de pensar racionalmente, regular las emociones, solucionar problemas de forma creativa y conectar con otros de forma saludable.[6] Podemos cuidar con compasión a la vez que respetamos la verdad de que no debemos cargar con emociones ajenas. Adoptamos la esencia de lo que somos y nos volvemos más orientados hacia un propósito.

Una trayectoria impulsada por un propósito crea un camino más sólido que una determinada por presiones, ansiedades y emociones en un mundo en constante fluctuación.[7] La orientación hacia un propósito promueve la resiliencia y contrarresta desafíos como la angustia moral, el agotamiento profesional y la fatiga por compasión. Funcionar de acuerdo con las creencias personales fomenta el bienestar.[8] Es más energizante afrontar cada día con un rumbo conocido que reaccionar ante lo desconocido. Un sentido claro del propósito nos ayuda a tomar decisiones con las que nos sintamos a gusto y fomenta las perspectivas positivas.

> *Tu propósito en la vida es encontrar tu propósito y entregar todo tu corazón y alma a él.* -Buddha

Desarrolle una resiliencia impulsada por un propósito

La mentalidad impulsada por un propósito afecta positivamente nuestra forma de ver el trabajo. El psicólogo italiano Roberto Assagioli escribió una parábola sobre el poder de los propósitos que involucraba a tres hombres encargados de construir una catedral medieval.[9] Los tres eran canteros, pero cada uno veía el trabajo de forma muy diferente.

Cuando se le preguntó, el primer cantero respondió con amargura y describió la tarea monótona de labrar las piedras. Con aire de fatalidad, señaló que estaría haciendo eso el resto de sus días. El segundo describió la tarea y explicó con calidez cómo mantenía a su familia. El tercer cantero respondió con alegría y compartió cómo tenía el privilegio de participar en la construcción de un gran catedral que serviría de fuente de esperanza durante miles de años.

"La competencia puede aportarnos satisfacción", escribió la médica Rachel Naomi Remen. "Encontrarle sentido a una tarea familiar suele llevarnos más lejos y encontrar en la más rutinaria de las tareas un profundo sentimiento de alegría e incluso de gratitud".[10] La forma en que vemos nuestro papel y contexto determina si el trabajo nos agotará o nos nutrirá.[11] Si vivimos de una forma que refleja nuestras creencias fundamentales, descubrimos el poder de formar parte de un propósito más amplio.[12]

El propósito aumenta la inspiración, el valor y la resiliencia.[13] En *El hombre en busca de sentido*, Viktor Frankl relató sus experiencias como prisionero en los campos de concentración de la Segunda Guerra Mundial.[14] Los prisioneros que no encontraban ningún propósito en su vida perdían la esperanza. Se negaban a vestirse por las mañanas o a hablar con los demás durante los momentos sociales y, en su lugar, se acostaban en silencio en los colchones raídos. Su salud se deterioraba rápidamente. Los que encontraban su propósito en ayudar a otros compartiendo su último trozo de pan o dando palabras de aliento tenían más probabilidades de sobrevivir.

Voces desde el terreno: Encuentre un significado más profundo.

"Descubrí que debo entender mi propósito como algo mucho más importante que el entorno laboral. Ayudar a la gente es más importante que el lugar donde trabajas. Lo que hacemos tiene un significado más profundo que lo que dice nuestro contrato y algunas de las recompensas más considerables no son económicas." Jay, médico, Estados Unidos

Solemos creer que conocemos nuestro propósito y lo que nos importa, pero hasta que no lo escribimos sigue siendo realmente algo que queda oculto en la periferia. Sin claridad, las creencias importantes que constituyen nuestra esencia tiran de la conciencia en lugar de guiarnos por el mejor camino. La esencia de lo que somos se basa en creencias, valores, virtudes y propósitos fundamentales. Piense en los conceptos fundamentales para aclarar el propósito personal.

Todos nos vemos influidos por las creencias de otras personas y es vital desentrañar esas influencias para discernir las nuestras.

Reconozca las influencias ajenas, pero identifique claramente sus propias creencias, valores, virtudes y propósitos. Comprenda lo que le hace único y puede impulsar su camino adelante. Este trabajo de definirse a sí mismo puede ayudarle a caminar con los demás sin quedarse atascado en el camino de otros. La definición de lo que nos importa sirve para distinguir los buenos vientos de los malos.

DEFINIR Y ARTICULAR LO IMPORTANTE

Creencias: describa los sistemas de creencias, los acontecimientos y las personas que han dado forma a su manera de ver el mundo. Algunos ejemplos son la cultura, los antecedentes religiosos, las experiencias que le han cambiado la vida y las personas influyentes. Este trabajo puede ayudarle a reflexionar sobre las creencias a las que ha estado expuesto y qué debe aceptar, remodelar o abandonar. Identifique por qué cree lo que cree y sabrá mejor qué debe adoptar como algo propio.

Valores: defina los valores más importantes que desea que orienten sus decisiones y acciones. Cuando piense en lo que es suficientemente importante como para dar forma a su modo de utilizar el tiempo, la energía y las finanzas, determine el valor clave implicado. Los valores fundamentales deben ser más amplios que una profesión o un cargo y aplicarse a todos los contextos de la vida.

Virtudes importantes: determine las virtudes que se destacan como especialmente importantes. Nuestros valores pueden incluir virtudes, pero hay una distinción entre las dos categorías. Las virtudes son cualidades que nos llevan a la excelencia moral y al bienestar colectivo.[15] Algunos ejemplos de virtudes son la compasión, el valor, la creatividad, la generosidad, la gratitud, la honestidad, la esperanza, la humildad, la alegría, la bondad, el amor, la lealtad, la paciencia, la paz, el respeto y la sabiduría. Podemos alcanzar la felicidad y tener un impacto positivo en el mundo al practicar las virtudes, pero debemos hacerlo con intención.[16]

Se fomenta la integración de todas las virtudes, pero nuestras almas claman más alto cuando fomentamos las virtudes de importancia personal. Piense en los comportamientos que considera importantes para llevar una vida saludable e identifique las virtudes correspondientes. Otro enfoque consiste en plantearse las acciones que le molestan. Los comportamientos que le irritan suelen revelar la vulneración de una virtud importante. Identificar los valores y virtudes importantes sirve de guía para vivir de forma vibrante.

Fortalezas: las fortalezas son las habilidades, los talentos y los conocimientos que se utilizan sistemáticamente con altos niveles de éxito.[17] A la hora de determinar sus fortalezas, no se quede estancado en las comparaciones con otras personas, ya que esto no suele sacar lo mejor de nosotros. Otros pueden tener talentos similares, pero esto no invalida la contribución de sus puntos fuertes. Sea creativos al pensar en las fortalezas y reconozca aquellas que no se encuentran entre las habilidades específicas de su función.

Los conocimientos técnicos y las habilidades son importantes, pero no resumen lo que nos hace competentes. Incluso las personas con las habilidades y los conocimientos técnicos más avanzados necesitan otras fortalezas para tener éxito. Intente reconocer el conjunto de fortalezas que usted aporta para ayudar a otros. Nadie más necesita ver esta lista, así que no sea tímido ni modesto. Al tener dificultades, repase la lista para adquirir perspectiva y confianza. Las personas que trabajan basándose en sus fortalezas son más eficaces en sus tareas y funciones y encuentran mayor satisfacción incluso en medio de los desafíos.[18]

Áreas de crecimiento: el autoconocimiento honesto va más allá de los puntos fuertes e incluye el reconocimiento de los puntos débiles. Si bien centrarse más en las fortalezas aporta aspectos positivos, también necesitamos comprender cómo podemos crecer. Ver las propias debilidades hace honor a nuestra humanidad y aporta sabiduría respecto a cómo podemos enfocar mejor los esfuerzos de autodesarrollo. Cree una lista que no le abrume, sino que le dé energía para cambiar y crecer. Al igual que el mundo natural que nos rodea, estamos más plenamente vivos cuando nos desarrollamos.

Motivación e inspiración: ¿qué le entusiasma del trabajo que hace? ¿Qué causa, actividad o concepto hace latir su corazón un poco más rápido al hablar de ello? Identifique lo que le apasiona y utilícelo para desarrollar una pasión saludable. Encuentre los factores impulsores que le llevaron a desempeñar su función asistencial. Ya sea nuevo o experimentado, la pasión que le guía es una parte vital de la resiliencia. Reclámela y recupérela en los años venideros. Recuérdese todos los días por qué hace lo que hace y dedique tiempo a fomentar esta motivación.

Nutra su cuerpo, su mente y su alma para desarrollar resiliencia, disfrutar de la vida y perseguir un propósito. Después de reflexionar en los conceptos básicos, poseerá una comprensión más clara de sí mismo y aumentará su capacidad de tomar decisiones basadas en lo importante y no en las presiones externas. A partir de este autoconocimiento, podrá discernir con mayor facilidad el rumbo de su vida y elaborar una declaración de propósitos. Esta enunciación le recordará lo que es importante y le ayudará a atravesar los cruces, los obstáculos y las vueltas de su camino.

Voces desde el terreno: Conozca su posición.

"Tenemos que ser conscientes de nuestros propios valores y creencias. Van a ser diferentes de los de otros, y eso está bien. Hay que saber dónde trazar la línea en la arena cuando nos enfrentamos a situaciones difíciles. Los valores y las creencias pueden cambiar cuando uno quiera, pero nunca deberían cambiar porque uno se sienta obligado." Raye, veterinaria, Estados Unidos

Clarificar el propósito

Si conocemos nuestro propio propósito, es menos probable que nos dejemos descarrilar por el de los demás. Lo comprobé en un viaje de microfinanciación en Honduras. Nos reunimos alrededor de un horno de ladrillo alimentado con palos mientras el aroma de las galletas horneadas llenaba el aire. Cuatro mujeres con la ropa salpicada de harina nos mostraban orgullosas cómo cambiaban la comunidad rural hondureña con su próspera panadería. Algunos hombres observaban desde los márgenes mientras nuestro grupo de Estados Unidos hacía preguntas.

La mayoría de los participantes en el viaje tenían una mentalidad empresarial y se manejaban con una perspectiva centrada en el dinero. Por eso, cuando una mujer de la comunidad explicó que vendía leche a un vecino por menos dinero con tal de ayudar a esa persona, a un miembro del equipo de microfinanciación le costó entender las consecuencias sociales. Respondió: "Pero si puedes venderla por más, ¿por qué no lo haces?" Se le escapó un punto importante del propósito de la mujer. Tomar prestados o imponer valores y propósitos no inspira sostenibilidad.

La mejor manera de inspirarnos a nosotros mismos y a los demás es articular nuestro propio propósito y permitir que otros lo hagan también. La claridad de nuestro propio propósito y de su procedencia nos permite arraigarnos en lo importante. Al sacar confianza de las creencias centrales y del propósito, más que de los planteamientos ajenos, es más probable que respetemos el propósito y los valores de otros aunque se basen en creencias diferentes.[19] Podemos trabajar mejor juntos cuando tenemos claro quiénes somos como personas.

Juntos, los ayudantes perseguimos el objetivo de construir un mundo más sano, pero cada persona aporta su toque único a este esfuerzo mayor. Enrique, un estudiante de medicina hondureño, es un gran ejemplo en este sentido. Descubrió un propósito, una dirección y una motivación mayores al escribir una declaración de propósitos personal.

"Antes de entrar en la facultad de medicina, tenía mucha ansiedad", explica Enrique. "No sabía qué se suponía que debía hacer con mi vida. No tenía una comprensión clara de mis propios valores y propósitos, así que me orientaba más bien por las creencias de otras personas. Después de escribir mi declaración de valores y propósitos, me sorprendió el alivio que sentí, porque ya sabía cómo tomar mejores decisiones. Mi declaración de propósitos parece una luz que marca mi camino hacia las metas, me guía cuando tomo decisiones difíciles y me ayuda a prosperar en los momentos más difíciles".

Una declaración de propósitos reúne creencias básicas, valores, virtudes, fortalezas, motivaciones y esperanzas. Este trabajo se centra en nuestro propio desarrollo, pero nos ayuda a tener conexiones e influencias sociales más saludables. Comprender nuestro propósito fomenta la capacidad de ser mejores miembros de la familia, cónyuges, amigos, miembros del equipo y participantes en la comunidad. Esta actividad individualista nos ayuda a ser eficaces colectivamente.

Voces desde el terreno: Aplique el propósito a cada aspecto de su vida.

"Aprendí que debo plantear mi profesión como un ministerio de vida. El sentido del propósito me ha ofrecido sustento para poder ayudar a otros en momentos traumáticos. Me pongo muchos sombreros, pero todos cubren la misma cabeza calva". Charles, paramédico, Estados Unidos

Su declaración de propósitos no tiene por qué inspirar a nadie más que a usted. Debe ser memorable para que pueda recordar fácilmente lo importante. Eleva solamente la propia vida llevada con intención y propósito.[20] Una declaración bien redactada sirve para todas las etapas de la vida, desde el inicio de la edad adulta hasta después de la jubilación. Ya que somos mucho más que nuestra profesión o función asistencial, es importante desarrollar una declaración que sea aplicable en todos los contextos. Su declaración de propósitos debe referirse a su forma de vivir como miembro de la familia, profesional, amigo e integrante de la sociedad en todas las edades.

Conocer nuestro propósito nos permite arraigarnos en lo importante, tomar decisiones basadas en quién nos sentimos destinados a ser y seguir avanzando incluso cuando el camino se hace difícil. Disfrute de los momentos cuando sienta que su propósito marca la diferencia en el mundo. Guarde notas alentadoras para recordar esos momentos. El propósito poderoso no se limita a ayudar a otros, sino que incluye el bienestar personal.[21]

Desarrolle un propósito equilibrado para el autocuidado

Como cuidadora que soy, sé exactamente lo que es caer en la trampa de pensar que cuidar de otros es más importante que cuidar de uno mismo. Ocuparme de Ken cuando se enfrentaba al final de su vida y ayudar a otros tras los atentados del 11 de septiembre fue solo un ejemplo de un momento en el que me resultó demasiado fácil dejar de lado las necesidades personales. En esos momentos, descubrí que el mensaje furtivo y destructivo "Estás siendo egoísta" se colaba en los deseos de autocuidado. Ayudar a los demás en épocas difíciles puede dificultar todavía más los esfuerzos por reconocer la importancia de nuestro propio cuidado.

Tenía que contrarrestar la idea de que el autocuidado es egoísta, así que incluí un recordatorio en mi declaración de propósitos para promover el bienestar propio. La declaración de propósitos que desarrollé en aquel momento difícil sigue siendo válida hoy en día: "Glorificaré a Dios y promoveré una vida sana, caracterizada por el amor, la bondad, la paz, la honestidad y la esperanza". La expresión "promover una vida sana" me hace recordar que el autocuidado debe formar parte de mi propósito para poder ayudar a otros de verdad.

Voces desde el terreno: Vea más allá de los retos actuales.

"Aprender a actuar con intención en todo lo que hacemos nos ayuda a caminar siempre hacia nuestro propósito y podemos mantener la estabilidad emocional porque tenemos la mirada puesta en algo más importante que la situación que atravesamos en ese momento." Miriam, profesional en una organización sin ánimo de lucro, Honduras

---

Una declaración de propósitos bien elaborada promueve una vida equilibrada y saludable para usted y las personas con las que se relaciona. Por ejemplo, un profesional sanitario podría desarrollar la declaración de propósitos "Traeré sanación al mundo". Esta declaración es fácil de recordar, y si recuerda valores, virtudes y creencias fundamentales importantes, entonces resultará también útil. Para que la declaración sea verdaderamente útil, tiene que transmitir un equilibrio de sanación para uno mismo y para los demás. En otras palabras, la declaración debe interpretarse como: "Traeré sanación al mundo para otros y para mí mismo".

Su declaración de propósitos tendrá mucho más significado para usted que para otras personas. De hecho, no hace falta que tenga sentido para nadie más. Si cuando piensa en su declaración se acuerda de sus principales creencias y motivaciones, es que está haciendo un buen trabajo. Le ofrecerá orientación y esperanza en momentos de pérdida, cambio y conflicto. Su declaración de propósitos le ayudará a brillar como persona y a trabajar de manera más eficaz con los demás.

REDACTE SU DECLARACIÓN DE PROPÓSITOS

Para empezar, escriba un resumen de lo que ha articulado como esencia propia. Sea creativo y juegue con las palabras que le parezcan importantes. Redacte un resumen breve y sencillo. Puede hacer más memorable su declaración si utiliza una metáfora o un acrónimo. Por ejemplo, "Traeré ESPERANZA al mundo" podría ser una declaración de propósitos, siendo ESPERANZA sinónimo de Curación, Optimismo, Paz y Empoderamiento. Redacte y edite tantas veces como sea necesario hasta llegar a una declaración que usted considere que capta quién está destinado a ser y que orienta el camino de su vida.

Voces desde el terreno: Utilice sus fortalezas para ayudar al equipo.

"Si todo el mundo trae algo a la mesa, no tardará en haber un festín. Todos tenemos un talento que puede mejorar al equipo. Encuentra tu talento y mejora el equipo". Mark, bombero, Estados Unidos

Ayude a los grupos a funcionar con un propósito unificado

¿Cómo puede reunir a personas con habilidades y motivaciones diferentes? Con un propósito compartido. Un equipo de fútbol tiene más éxito si los jugadores cooperan para marcar goles. Una banda de rock funciona mejor si cada uno de sus miembros produce sonidos que se mezclan para crear música. Cada miembro contribuye al propósito del grupo, no solo para aprovechar sus propios logros.

El propósito compartido también promueve la eficacia y la sostenibilidad en los equipos centrados en ayudar a otros.[22] Por mucho que esto parezca de sentido común, puede resultar difícil superar las presiones sociales para centrarse en el éxito individual. Los mejores equipos trabajan con un propósito compartido y se centran en el éxito colectivo.

Veamos algunas estrategias para aumentar el propósito común:

- Promueva la concienciación de los valores y propósitos organizativos y profesionales. Comunique los valores fundamentales con frecuencia y de varias maneras, sobre todo al tomar decisiones.

- Al contratar personal o solicitar empleo, reserve un lugar central en el proceso para el propósito y los valores. Las personas cuyos valores y propósitos personales se ajustan a aquellos de la organización pueden trabajar de forma más sostenible y eficaz.[23]
- Hable de los valores importantes y de cómo ponerlos en práctica en las responsabilidades cotidianas. Comience las reuniones con una conversación sobre cómo convertir los valores y el propósito en una realidad diaria. Pida ejemplos concretos e introduzca el humor en la conversación para hacerla más memorable.
- Defina los valores, las virtudes y el propósito del equipo como grupo, basándose en aquellos definidos por la organización. Desarrolle un eslogan o una descripción única para el grupo que sirva de modelo de la perspectiva de la organización.
- Avale acciones que reflejen los valores y el propósito de la organización.
- Ofrezca oportunidades de aprendizaje y de servicio social que promuevan el desarrollo individual y del equipo a partir de un propósito común.

Juntos, podemos ayudar a otros en mayor medida de lo que podríamos hacerlo solos. Nos inspira saber que no estamos solos y que formamos parte de algo que supera nuestras posibilidades. "Yo" se convierte en "nosotros" al afrontar retos y esforzarnos por convertir el mundo en un lugar mejor.

Aporte lo mejor de sí mismo

Tener claros los valores y las virtudes y redactar una declaración de propósitos nos ofrece ese timón que nos ayuda a avanzar en el camino deseado incluso cuando los vientos soplan en distintas direcciones. Esto es válido tanto para las personas como para los grupos. Pero las declaraciones que creamos solo sirven si se utilizan realmente en la vida cotidiana. He visto a muchas organizaciones colocar declaraciones maravillosamente articuladas en las paredes, pero las acciones reflejan otras influencias, sobre todo económicas. Un funcionamiento saludable es más sostenible cuando vivimos de una manera acorde con lo que creemos que es importante.[24]

Aumentamos la resiliencia y contrarrestamos desafíos como el agotamiento con un propósito equilibrado que promueve el cuidado de uno mismo y de los otros.[25] Ahora que sabemos cómo aclarar lo importante, veremos cómo aplicar el propósito y los valores a nuestra trayectoria. Daremos el siguiente paso hacia los cuidados resilientes y sostenibles al definir la mejor versión equilibrada de nosotros mismos junto con la identificación de los límites necesarios para no desviarnos del camino. Cuando nos orientamos por un propósito, nuestra bondad brilla más fuerte al revelarse en las expresiones cotidianas del cuidado.

GUÍA DE ESTRATEGIAS PARA PROSPERAR

1. Comprométase a actuar con intención acerca de quién es y aumente la autodiferenciación.
2. Identifique y articule valores, virtudes y creencias importantes.
3. Conozca y utilice las fortalezas y las áreas de crecimiento.
4. Reclame y reivindique las motivaciones que le llevan a desempeñar una función asistencial.
5. Desarrolle una declaración de propósitos que le recuerde lo importante.
6. Incluya el autocuidado en la definición de los valores y propósitos importantes.
7. Ayude a su familia, equipo u organización a conocer y funcionar de acuerdo con sus valores, virtudes y propósito importantes.

Preguntas de diálogo

Recuerde una situación cuando estaba ayudando a otros y se sintió abrumado. ¿Qué le sirvió?

¿La articulación de las creencias y los valores fundamentales le llevó a algún descubrimiento personal? En caso afirmativo, ¿qué descubrió?

¿Qué papel desempeñan las virtudes en su labor de ayuda?

¿Cómo cree que sirven los valores personales y el propósito cuando resulta difícil ayudar a otros?

¿Qué significa para usted un propósito equilibrado?

¿Cómo puede promover el propósito dentro de los grupos?

Capítulo 3

PROMUEVA SU MEJOR YO EQUILIBRADO CON LÍMITES SALUDABLES

Establecemos reservas de energía y difundimos nuestra bondad más fácilmente cuando respetamos unos límites saludables.

Fomente el equilibrio y la resiliencia

Ser nuestro mejor yo equilibrado requiere un trabajo deliberado. Las presiones y las amenazas desafiarán nuestros esfuerzos, por lo que tenemos que vivir de un modo que nos permita reflejar valores importantes y prosperar. Hace poco, mis hijos adultos recordaron a modo de broma un momento poco ideal de prepotencia.

En un caluroso día de verano, me las arreglaba para cuidar a nuestros tres hijos pequeños y trabajar desde casa. Mientras estábamos fuera jugando en el columpio, uno de mis hijos empujó a un niño que había pegado a mi otro hijo. Más tarde estábamos disfrutando de la cena y conversando sobre el día cuando llamó la madre del niño. El cansancio y las emociones maternales se apoderaron de mi capacidad de razonamiento.

"¡Su hijo atacó a mi hijo!", dijo. "¡Su hijo acosó a mi hijo!", le grité. Ninguna de las dos supimos escuchar ni responder reflexivamente. La conversación terminó a gritos y golpeando repetidamente el teléfono al colgar. Volví avergonzada a la cena y me enfrenté a las expresiones de asombro de mi familia. Ahora puedo reírme de esa reacción para nada ideal, pero una parte de mí todavía se horroriza. Sí, humana, pero no lo que quiero reflejar.

Es cierto que estaba agotada y me costaba encontrar el equilibrio con la familia, la profesión, el negocio familiar y la participación en la comunidad. Pero saber esto no me ayudó a sentirme mejor con respecto a mi reacción. Solo señalaba mi necesidad de intencionalidad, límites y equilibrio. Necesitaba aplicar lo importante a la vida cotidiana deliberadamente y establecer límites para poder dar lo mejor de mí en cada aspecto de mi vida.

¿Recuerda alguna reacción que le haya horrorizado? Todos tenemos momentos humanos en los que no alcanzamos nuestro ideal. La culpa o la vergüenza consiguientes indican que nos desviamos de quienes queremos ser. Vivir de forma acorde con los valores, las virtudes y el propósito importantes es mucho más sostenible que un panorama lleno de arrepentimientos. Mantenerse en el camino de la integridad requiere un esfuerzo constante a causa de la atracción incesante que ejercen las emociones, las presiones y los desafíos.

Su mejor yo equilibrado es la versión sana de usted que emana bondad interna. No es el yo perfecto con una vida perfecta. Si la expresión "el mejor yo" le lleva al perfeccionismo, ¡deténgase! La vida es una mezcla de cosas y no suele ser perfecta. Cuando estamos en nuestro mejor momento, tenemos una actitud saludable sobre nosotros mismos, los demás y el mundo. Irradiamos lo que es importante a pesar de las circunstancias y respetamos los límites para hacerlo posible.

Lo ideal es que nuestro mejor yo refleje una vida auténtica, con equilibrio en nuestras perspectivas, recursos y relaciones, especialmente cuando nos enfrentamos a algún reto.

Si queremos vivir lo mejor posible y de forma saludable, tenemos que saber cómo es eso. Una vez que aclaramos cómo es nuestro mejor yo equilibrado, podemos desarrollar los límites y la resiliencia necesarios para seguir por un camino sostenible. En las funciones asistenciales, es importante tener en cuenta la responsabilidad emocional y la manera de promover límites saludables entre otros. Todo esto forma parte del apoyo a su mejor yo equilibrado para prosperar y disfrutar de las alegrías de una trayectoria asistencial.

Resiliencia en acción: Imagínese...

Alguien le ha sacado de quicio. Quiere gritar y humillar. Quiere reaccionar de una manera que exprese la frustración que hierve en su interior. Si bien esto puede parecerle satisfactorio por un momento, sabe que una reacción así le carcomerá la conciencia. Así que, en su lugar, tómese un momento para poner orden en sus pensamientos desaforados y recuerde lo importante.

Con los valores, las virtudes y el propósito en mente, responda con calma. Quizás demuestre paciencia, sabiduría, respeto y honestidad. Haya o no resolución, puede cerrar los ojos al final del día sabiendo que no hay nada de que avergonzarse. Su integridad está intacta. Igual de importante es que usted adquiera más confianza en la capacidad de reaccionar como su yo mejor y más sano, incluso cuando resulta difícil.

Defina y apoye su mejor yo equilibrado

Si creara una imagen de su mejor yo equilibrado, ¿cómo sería? Digamos que cada color representa un valor, una virtud y un propósito importantes. El centro de su imagen representa a su yo sano, adornado con una paleta de colores hermosos. Los bordes exteriores simbolizan diversos roles en la vida. No importa cómo sea el paisaje, la imagen central que refleja la mejor parte de usted sigue siendo llamativa. Los tonos pueden variar, pero la belleza multicolor de su mejor yo permanece.

Piense en los distintos colores: los valores, las virtudes, las creencias y el propósito que forman la esencia de lo que usted es. Reflexione sobre cómo reflejar esas partes importantes en la vida cotidiana.

- Cuando la vida va bien y siente que reacciona bien a las necesidades, ¿qué actitudes irradia?
- Cuando se siente desafiado o maltratado, ¿cómo puede reflejar sus creencias fundamentales?
- Si se enfrenta a una tragedia repentina, ¿cómo demuestra las virtudes y creencias importantes?
- Cuando se expone al sufrimiento de otra persona, ¿cómo reacciona su mejor yo?
- En casa, después de un día complicado, ¿cómo demuestra los valores más importantes?
- ¿Cómo se manifiestan las virtudes y los propósitos importantes en su forma de tratarse a sí mismo?

Aunque a veces puede resultar difícil responder de una forma que refleje nuestro mejor yo, hacerlo es más sostenible que reaccionar con impulsividad.[1] Se necesitan esfuerzos deliberados, pero la recompensa incluye bienestar personal, integridad, resiliencia y sostenibilidad. Fortalecer la resiliencia incluye pasar a manejar los retos con competencia mientras somos quienes queremos ser.[2] A pesar de los cambios situacionales, las creencias y los propósitos fundamentales pueden ofrecernos una maravillosa pauta para llevar una vida saludable cuando los aplicamos al devenir vital.

> *La filosofía de una persona no se expresa mejor con palabras, sino con las decisiones que toma. A la larga, damos forma a nuestras vidas y nos formamos a nosotros mismos. El proceso nunca termina hasta que morimos.* -Eleanor Roosevelt

Dondequiera que esté trabajando, me aseguro de tener una copia enmarcada de mi declaración de propósitos, en un lugar central de mi escritorio. También la tengo en mi teléfono, computadora y escritorio en casa. Me la sé de memoria, pero los recordatorios visuales me ayudan cuando algo inesperado me desconcierta por un momento. Al afrontar situaciones difíciles, me tomo un respiro, recuerdo mi declaración de propósitos y reacciono reflexivamente en vez de actuar de una manera de la que pueda arrepentirme.

RECUERDE LO QUE ES IMPORTANTE Y APLÍQUELO EN LA VIDA COTIDIANA

Haga recordatorios de lo que articuló como importante, especialmente su declaración de propósitos. Sea creativo y emplee varios formatos. Mientras reflexiona sobre sus valores, virtudes y propósito, defina con claridad cómo es usted en su mejor momento en distintas situaciones. Sea específico y describa pensamientos, palabras y acciones. ¿Cómo trata a los demás y a sí mismo en diferentes situaciones cuando se siente en plena forma?

De nuevo, no se trata del yo perfecto que puede verse tentado a definir, sino del yo equilibrado, feliz, ético y eficaz al que aspira. Redacte una descripción de la presencia que desea aportar al mundo a partir de lo que ha definido como importante. Piense en cómo le gustaría que le recordaran después de morir. Sonará morboso, pero en realidad nos hace pensar en nuestras decisiones, actitudes y prioridades. Utilice imágenes mentales para visualizar su reacción deseada.

En una ocasión memorable, un miembro del personal se sentó frente a mí en el despacho de mi iglesia mientras se quejaba, gritaba e incluso me amenazaba a causa de unas velas. No podía creer que las velas molestaran a alguien hasta tal punto. Tuve la tentación de señalar lo exagerado y poco razonable que se estaba portando, lo que habría agravado una situación ya de por sí difícil. En cambio, me fijé en mi declaración de propósitos y respondí teniendo en cuenta valores importantes. Una respuesta ponderada distendió la situación y reflejó quién me siento destinada a ser.

El encuentro explosivo me dejó consternada, pero seguí todo el día con un sentido de integridad. Le responsabilicé de su mala conducta, pero actué con serenidad y no con ira impulsiva. Solo con intencionalidad pude reflejar mis valores, especialmente la amabilidad y la paz, en un encuentro tan lleno de emociones. Procesar la situación más tarde con personas ajenas a la organización me ayudó a arraigarme de nuevo. Un buen equipo de apoyo que pueda recordarnos y darnos ánimos mientras trabajamos para dar lo mejor de nosotros es un recurso de incalculable valor.

Esforzarnos por ser nuestra versión más sana y mejor no es un acto aislado. El apoyo de los demás nos da fuerza para reaccionar con integridad en situaciones de gran carga emocional. A veces, he compartido mi declaración de propósitos con algunas personas de confianza, pidiéndoles que me ayuden a recordar por qué me esfuerzo. Este es un regalo que también puede ofrecer a otros. Los compañeros pueden dar perspectiva y recordarnos que formamos parte de algo que nos supera. Los equipos de apoyo no pueden realizar nuestro trabajo, pero sí pueden alentarnos en el maravilloso y desafiante camino de la ayuda a otros.

Voces desde el terreno: Ofrezca ejemplos deliberados de valores importantes.

"Le digo a mi personal que tenemos que ayudar y respetar a los demás incluso cuando no nos tratan así. La gente puede ser celosa y criticona, sobre todo cuando ocupas un cargo directivo. Es normal. Pero no tenemos responder con la misma moneda. Es importante dar el ejemplo de los buenos comportamientos.

Podemos ayudarnos mutuamente a hacerlo". Sonia, directora de un hogar de niños, Honduras

---

Las relaciones son esenciales para una vida saludable, pero también crean presiones que nos arrastran en distintas direcciones.[3] Aquí es donde ayudan los límites saludables, especialmente si las expectativas son altas. Los límites nos diferencian de los demás y permiten aplicar las creencias personales a la vida. Si respetamos unos límites saludables, reducimos la influencia de la ansiedad y fomentamos los cuidados resilientes.[4]

Conecte los límites saludables con la sostenibilidad

Los cuidadores oímos hablar a menudo de la importancia de los límites saludables, pero pocas veces recibimos la capacitación adecuada para clarificar lo que significa. Un ejemplo útil de límites ocurrió cuando mis hijos pequeños tenían la tarea de limpiar su dormitorio. Legos de colores, libros y coches Matchbox estaban esparcidos por el suelo. La ropa sucia, tirada sobre los muebles, producía un olor rancio. Después de resbalarme en un juguete, grité: "Tienen que limpiar su habitación antes de que puedan hacer otra cosa".

Al principio, los chicos se pusieron a los gritos sobre quién tenía que hacer qué. Intenté hacer oídos sordos al ruido, esperando que no acabara en lágrimas, pero entonces me sorprendió el silencio. Me fijé en el dormitorio y me quedé asombrada por su ingenio. Habían creado una línea con cinta adhesiva por el suelo, designando quién tenía que hacer qué. Fue mágico. Los chicos limpiaron su habitación mientras se daban ánimos entre sí. El límite dejaba clara la responsabilidad de cada uno.

No siempre podemos usar cinta adhesiva, pero hay muchas ocasiones en las que necesitamos saber dónde trazar la línea que señala de qué somos y de qué no somos responsables, qué podemos y qué no debemos hacer. Los límites se refieren a los límites físicos, emocionales y cognitivos que promueven un equilibrio saludable.[5] Los límites saludables son de gran ayuda para prevenir el estrés traumático secundario y otros desafíos.[6]

Algunas personas y organizaciones tienen necesidades insaciables, por lo que respetar los límites puede resultar difícil. Pero la sostenibilidad personal y grupal depende de unos límites saludables.[7] Sarah aprendió esto mientras trabajaba para una organización sin ánimo de lucro que prestaba ayuda a familias vulnerables.

"La gente no deja de pedirme que haga más cuando yo solo quiero pasar tiempo con mi joven familia. Me siento agotada, pero no puedo decir que no sin sentirme culpable", explicó Sarah entre lágrimas. Al principio se sintió muy bien cuando la organización le amplió las funciones. Con el tiempo, su pasión se convirtió en resentimiento y culpó a otros de sus dificultades. Sarah dimitió repentinamente, lo que creó división y ansiedad en una organización en dificultades. La falta de límites saludables llevó a una situación insostenible, independientemente de lo talentoso o admirable que fuera el trabajo de Sarah.

Voces desde el terreno: Actúe de forma intencionada con respecto a las funciones y los límites.

"Cuando vives en una comunidad pequeña, como profesional puede ser realmente difícil saber qué límites son saludables.

Mucha gente quiere que seas su amigo y se espera que formes parte de la comunidad, pero hay expectativas de liderazgo que pueden ser muy distintas. También resulta complicado porque la gente se comunica ahora de tantas formas y espera respuestas inmediatas. Descubrir los límites es un trabajo difícil, pero importante". Scott, pastor, Estados Unidos

---

Cuando no entendemos los límites o los vemos como algo negativo, como le ocurrió a Sarah, nos resulta difícil fijarlos para nosotros mismos y respetar los límites de otras personas. Unos límites saludables no solo nos ayudan a cuidar de otros de forma más sostenible, sino que también ayudan a las personas y organizaciones con las que trabajamos a funcionar de manera más eficiente.[8] Si asumimos responsabilidades que superan nuestras posibilidades, corremos el riesgo de desgastarnos y de quitar oportunidades a otros. Peor aún, la falta de límites puede dar lugar a situaciones poco éticas o inseguras.

Sé lo importantes que son los límites para la seguridad. Al principio de mi carrera, Ned, el jefe de personal, hizo comentarios sobre mi físico y me acarició la mano. Viví en carne propia los efectos negativos de la falta de límites y me aseguré de no volver a estar a solas con él. Aproximadamente un año después, Ned acabó despedido por comportamientos inapropiados con varias mujeres. Esta experiencia recalcó una lección valiosa: preste atención a las alarmas internas, ya que lo más probable es que indiquen una vulneración de límites importantes.

Las presiones sociales pueden dificultar la comprensión o la reacción incluso cuando suenen las alarmas internas. Pocas veces hay un claro indicio de cuándo se ha traspasado una demarcación entre lo que está bien y lo que está mal.[9] La incomprensión general de los límites genera límites difusos o inexistentes. En las funciones asistenciales, los límites emocionales se encuentran entre los más difíciles de aclarar y respetar.[10]

Conozca su responsabilidad emocional

Piense en un momento de gran intensidad emocional en el que ayudó a alguien:

- ¿Cuál fue su papel?
- ¿Qué emociones expresó la otra persona?
- ¿Cuál fue su reacción emocional antes, durante y después?
- ¿Cuál fue su responsabilidad emocional en ese momento difícil?
- ¿Cuáles son las expectativas razonables con respecto a las emociones que se llevó consigo?

Los límites emocionales identifican nuestras responsabilidades afectivas. En pocas palabras: mis emociones son mías y sus emociones son suyas. Usted no es responsable de asumir mis emociones, ni yo debo asumir las suyas. Esto es cierto tanto para la gente desconocida como para las personas muy cercanas. Los límites emocionales nos ayudan a discernir dónde acaban nuestras propias emociones y empiezan las de otra persona. Vamos a recibir la influencia de las personas a las que ayudamos, pero no tenemos por qué, ni debemos, asumir sus emociones y su sufrimiento.[11]

Voces desde el terreno: Aumente la capacidad de regular las emociones.

"Al principio de mi carrera aprendí que tenía que poder demostrar que me importaba, pero también tenía que saber cortar. Era común tener una cita en la que tenía que compartir un diagnóstico de cáncer, inmediatamente seguido de un examen de un cachorro sano. Los dueños del cachorro no sabían con lo que había tenido que lidiar antes, ni debían saberlo. Para dar lo mejor de mí a cada cliente, tengo que estar plenamente presente y poder pasar al siguiente. Otra realidad es que quiero irme a casa y disfrutar de mi familia sin cargar con todas las emociones del día". Steve, veterinario, Estados Unidos

Pensar en la responsabilidad emocional nos lleva a fijarnos en la empatía, una virtud muy valorada en las profesiones asistenciales. "Empatía", en el griego original, significa literalmente sentir lo que sienten los demás.[12] La empatía tiene un papel, pero debemos mantenerla en su justa perspectiva. Nuestras emociones pueden ser lo suficientemente agotadoras sin añadir las de otras personas.[13] Como dijo James, un médico: "¿Cómo se supone que vamos a sentir lo que sienten nuestros pacientes cuando no hay forma de saber exactamente lo que están sufriendo? Además, no puedo imaginarme tener la energía para asumir las emociones de cada paciente".

La empatía fomenta la compasión al ayudarnos a conectarnos con las experiencias de otros.[14] Pero no debemos tratar de asumir su trayectoria emocional.[15] La compasión incluye la conciencia del sufrimiento acompañada del deseo de aliviar ese sufrimiento.[16]

Respeta los límites emocionales y permite que la gente asuma su propia trayectoria.[17] Si confundimos la compasión con la empatía, renunciamos a la distinción emocional y corremos el riesgo de que nuestro trabajo se centre más en nuestras propias necesidades.

La fatiga por compasión podría entenderse realmente como fatiga por empatía.[18] Un equilibrio de compasión por los demás y por nosotros mismos reabastece la energía exigida por la empatía. La autocompasión amplía la capacidad de percibir nuestras propias emociones mientras estamos en medio de las emociones y los traumas de los demás. Podemos ser compasivos y al mismo tiempo atravesar nuestras propias experiencias vitales.[19]

Los límites emocionales nos permiten ayudar a otras personas sin que sus experiencias alteren demasiado las nuestras.[20] Diferenciarnos emocionalmente de los demás nos ayuda a responsabilizarnos de nuestras propias emociones sin intentar hacerlo por otros.[21] La autoconciencia es esencial a la hora de reconocer la influencia de las emociones ajenas y desprendernos de ellas cuando nos agobian.[22] Los límites emocionales fomentan la compasión a la vez que nos permiten sentir la alegría, la esperanza, la tristeza, los retos y las bendiciones de nuestra propia trayectoria.[23]

USE METÁFORAS PARA FOMENTAR LÍMITES SALUDABLES

- **Burbujas emocionales**: En situaciones de ansiedad, imagínese que cada persona implicada, usted incluido, tiene una burbuja emocional. Cuando empiece a percibir la ansiedad de otra persona, piense "Yo soy (nombre). Me preocupo, pero no tengo por qué asumir tus emociones".

Tómese un momento para reconocer de forma consciente sus propias emociones y diferenciarlas de las experiencias emocionales de los demás.[24]

- **Patio vallado**: Supongamos que cada persona tiene su propio patio que mantener, con una valla delimitadora. Su patio incluye todo aquello de lo que usted es responsable, incluidas las emociones, la felicidad, los deberes y las reacciones. Sea creativo y juegue al nombrar lo que pertenece a su patio. Quizá haya un jardín de la alegría, hierbas del aprendizaje, una fuente de la esperanza, un árbol de la sabiduría, e incluso algunas malas hierbas que signifiquen intrusiones molestas.

  Su patio está rodeado por los patios de las personas de su vida. Cada familiar, compañero, amigo y persona a la que ayuda tiene su propio patio. Pueden apoyarse mutuamente, pero recuerde que en última instancia cada persona es responsable de su propio patio. Fíjese en lo que tiende a cuidar en los patios ajenos, o lo que espera que otras personas cuiden en el suyo, para determinar dónde debe establecer límites saludables y cambiar comportamientos.

Establezca límites saludables

Podemos promover el equilibrio con límites aunque hacerlo no resulte fácil.[25] Katie, una profesional de cuidados paliativos, se esforzó por encontrar el equilibrio entre su joven familia y el trabajo. Sabía que las dos cosas eran importantes, pero en repetidas ocasiones se vio aceptando trabajar turnos extras y perdiéndose los partidos de fútbol de su hijo. Katie solía aceptar horas extras con una actitud positiva, pero el mes pasado se vio presionada a hacer seis turnos adicionales. Los sentimientos de impotencia y resentimiento aumentaron a medida que se perdía eventos familiares.

El contrato de Katie no exige hacer turnos extra, pero ella quería ser un buen miembro del equipo. También temía las consecuencias negativas que su rechazo podría tener. Katie podía seguir aceptando turnos extra siempre que se lo pidieran y dejar que aumentara el resentimiento. Pero como le encanta su trabajo, decidió esforzarse por establecer nuevos límites. Lo ideal es empezar un trabajo con límites saludables, pero con frecuencia descubrimos que no los mantenemos. Establecer nuevos límites en un cargo conocido puede ser complicado, pero podemos promover el éxito con las siguientes estrategias:

1. **Defina los límites en función de lo que es importante para ser su mejor yo equilibrado.**

   Repase los valores, las virtudes, las creencias y el propósito que identificó como importantes, así como la descripción de su mejor yo equilibrado. Esto le ayudará a plantearse los límites desde las creencias fundamentales, en lugar de basarse en las emociones y las presiones derivadas de las relaciones. Los límites acordes con lo que es importante son mucho más fáciles de respetar.

2. **Identifique lo que crea desequilibrio y lo que promueve el equilibrio.**

   El desequilibrio suele indicar la necesidad de límites saludables, así que piense en lo que crea desequilibrio en su vida. Ya ha pensado en cómo es usted en su mejor versión equilibrada; ahora piense en los momentos cuando no está en su mejor versión. Identifique cuándo siente una falta de equilibrio y qué puede hacer para recuperarlo. ¿Qué límites pueden crear armonía?

3. **Utilice recursos.**

   Las descripciones de los puestos de trabajo, los códigos deontológicos y las expectativas organizativas definidas pueden ayudarle a tomar decisiones informadas y pueden tener más peso ante las personas a las que debe rendir cuentas. Los recursos externos también pueden aportar una perspectiva más amplia.

4. **Ponga por escrito los límites necesarios.**

   Mantenga límites sencillos y prácticos para que pueda respetarlos. Escriba y vuelva a escribir una y otra vez. Comparta lo que desarrolle con personas de confianza que puedan aportarle una perspectiva objetiva y apoyo.[26]

5. **Identifique la forma en que los límites son mutuamente beneficiosos.**[27]

   Aclare su necesidad de límites y cómo ayudarán también a los demás. Las relaciones y la sostenibilidad profesional son beneficios importantes. Ser conscientes de cómo los límites promueven la sostenibilidad y la eficiencia grupales nos ayuda a encontrar el coraje para respetarlos.

6. **Comunique los límites con claridad y sin ansiedad.**[28]

   Explique los límites cuando todo el mundo esté tranquilo. Hágalo de forma simple y sea creativo. Por ejemplo, Faris, un médico, utilizó una metáfora con un sombrero cuando trabajaba en una pequeña ciudad. Si alguien se le acercaba con una pregunta médica durante el tiempo dedicado a la familia, respondía: "En este momento, llevo puesto mi sombrero de padre. Puede llamar a mi consultorio el lunes, cuando llevaré puesto mi sombrero de médico".

7. **Sea persistente.**

   Hay que estar preparado para la resistencia, porque las organizaciones y las personas desafiarán los límites incluso si esos límites promueven la sostenibilidad colectiva.[29] Escuche cómo se sienten los demás y tome nota de sus preocupaciones.[30] Esto no significa que coincida con ellos, sino que le importan. Las dificultades de otra persona con un límite no significan que usted deba abandonarlo. Explique el límite de varias maneras, tantas veces como sea necesario.

8. **Determine en qué cederá y en qué no.**

   La flexibilidad para manejar imprevistos es importante para la resiliencia, pero es útil saber qué excepciones permitir; de lo contrario, será demasiado fácil abandonar los límites para lo que sea.[31] Sepa dónde tiene que trazar una línea y adoptar una postura, y luego fortalézcase con el valor para hacerlo. Identifique las consecuencias y aplíquelas con calma cuando los demás no respeten sus límites.[32]

Veamos cómo aplicó Katie estas estrategias para desarrollar nuevos límites en su trabajo en el centro de cuidados paliativos. Katie sabía que era importante hacer turnos extra, pero también decidió que algunos eventos familiares tenían prioridad. Se dio cuenta de que más de tres turnos extra al mes la llevaban al desequilibrio. La fatiga afectaba de forma negativa su vida familiar y su capacidad de afrontar los retos laborales. Además, Katie sabía que no estaba siendo su mejor yo equilibrado y que no reflejaba valores importantes.

Después de repasar los valores importantes y la descripción de su trabajo, Katie fijó un nuevo límite de tiempo. Decidió aceptar tres turnos extra cada mes si no había eventos familiares en esas fechas. Sabía que esto repercutiría positivamente en las relaciones del equipo y aumentaría la eficiencia general. El nuevo límite la ayudó a encontrar el coraje para decir que no y hablar con su supervisor cuando era necesario. A medida que intentamos dar lo mejor de nosotros mismos, estar equilibrados y promover límites saludables, damos ejemplo de la importancia que esto tiene para nuestras familias, equipos y organización.[32]

Voces desde el terreno: Esté presente.

"Pongo todo mi corazón y alma en atender a la gente, pero cuando me voy a casa, me voy a casa. Tenemos que estar plenamente presentes allí donde estemos y ser siempre amables. Cuando esté frustrado o tenga un día largo, dé un paso para atrás, respire y sea amable. Podemos dar lo mejor de nosotros a la gente que nos rodea". Gerri, técnica sanitaria y cuidadora familiar, Estados Unidos

---

Desarrolle el equilibrio y los límites en los equipos

Cada uno de nosotros tiene un papel a la hora de influir en el equilibrio y la salud de nuestros grupos. Los equipos de perros de trineo constituyen un excelente ejemplo de cómo se afectan mutuamente los miembros. Me gusta ver a los equipos y a conductores iniciar la maratón de perros de trineo John Beargrease de trescientas millas. Los ladridos alegres atraviesan el aire gélido del invierno mientras los equipos se preparan para la carrera. El arnés de cada perro está unido a una correa principal, con seis pares que se extienden delante de un trineo. Los perros saltan con impaciencia hacia delante mientras se ponen en marcha.

Doce perros empiezan a correr con una concentración disciplinada para terminar el recorrido por senderos nevados entre pinares. Son ágiles y sincronizados, y solo necesitan instrucciones ocasionales del conductor del trineo. Cada perro tiene un papel y todos están conectados. Imagine que alguno se sentara o que un perro trasero intentara asumir las responsabilidades de perro de cabeza. El desequilibrio y el caos resultantes provocarían una travesía insostenible, reduciendo las posibilidades de éxito. Los límites y el equilibrio favorecen el rendimiento óptimo de un equipo.

Quizá no estemos atados a otros miembros de nuestros equipos o familias, pero cada persona ejerce su influencia en el funcionamiento del grupo. Dondequiera que nos situemos en el equipo, podemos promover el equilibrio y la eficacia con ciertos límites.[33]

CONSEJOS PARA PROMOVER EL EQUILIBRIO Y LOS LÍMITES CON LAS FAMILIAS O LOS EQUIPOS

- Sepa que la presencia que usted aporta ejerce una influencia positiva o negativa sobre los demás. Respete los límites ajenos y muestre aprecio por el respeto sano de sus límites.
- Piense en cómo puede ayudar a su equipo a funcionar de manera eficiente gracias al equilibrio.
- Recuerde que los límites saludables no son unilaterales: también promueven el bienestar colectivo.
- Ofrezca modelos de formas positivas de comunicar los límites importantes.
- Recuerde que las organizaciones que promueven límites saludables demuestran preocupación y aumentan la eficiencia general.
- Cree límites orientados por los valores y el propósito de la organización o del equipo.
- Promueva la sostenibilidad del grupo con políticas y procedimientos basados en límites saludables.

Prepárese para encontrar oposición al establecer nuevos límites. El cambio es difícil para todo grupo, aunque lleve a un funcionamiento más saludable. Sea paciente y realista. Podemos ayudar a otros a promover un funcionamiento equilibrado y unos límites más saludables con una comunicación clara y persistente.[34]

Nuestra capacidad de fijar y comunicar límites saludables afectará de manera positiva a cualquier grupo del que formemos parte. Podemos cuidar sin reservas mientras emprendemos nuestra propia odisea vital.

Aumente la esperanza con sostenibilidad

No cabe duda: los demás nos afectan, especialmente las personas que nos importan. Al vivir nuestros valores y mantener unos límites saludables, tendremos más poder de decisión sobre la forma en que la mezcla de emociones y ansiedades determina nuestra evolución. Aumentar la resiliencia y la sostenibilidad es un proceso continuo. Podemos dar saltos hacia delante y pasos hacia atrás a la hora de promover nuestro mejor yo equilibrado. Como escribió Madeleine L'Engle: "El yo no es algo estático, que se envuelve en un paquete bonito y se entrega al niño, terminado y completo. El yo está siempre en evolución".[35]

Los cambios vitales necesarios para el bienestar suelen incluir límites para dejar en claro de qué somos responsables y de qué podemos desprendernos. Los límites positivos nos ayudan a prosperar mientras avanzamos unidos a otros. Nos permitimos seguir nuestro propio camino emocional y dejamos que los demás hagan lo mismo. Al promover su mejor yo equilibrado con límites útiles, crea un camino asistencial resiliente y sostenible.

Todas las trayectorias asistenciales se vuelven más sostenibles con la compasión por uno mismo y por los demás. Ahora que ya hemos visto cómo apoyar a nuestro mejor yo equilibrado con límites saludables, pasemos a la autocompasión. Fomentar la compasión por uno mismo y por los demás nos ayuda a respetar los límites importantes y promueve la sanación cuando se traspasan ciertos límites. La autocompasión es otro elemento de la resiliencia que requiere esfuerzos deliberados. El proceso de ayudar a otros se vuelve más luminoso cuando sentimos personalmente el poder transformador de ser amados y cuidados.

GUÍA DE ESTRATEGIAS PARA PROSPERAR

1. Encuentre formas creativas de recordar su declaración de propósitos, valores y virtudes.
2. Establezca un equipo de apoyo de personas de confianza que puedan recordarle y apoyarle a la hora de reflejar su propósito equilibrado.
3. Defina la versión mejor y más sana de sí mismo en diversas situaciones. Utilice imágenes mentales para imaginarse respondiendo de la manera esperada.
4. Elija una imagen y una afirmación que le ayuden a recordar que no tiene por qué asumir las emociones y ansiedades ajenas.
5. Discierna dónde debe desarrollar límites saludables, articule esos límites para usted mismo y luego comuníquelos según sea necesario.
6. Revise las descripciones de los puestos de trabajo y los límites correspondientes a su profesión como recursos.
7. Procese los escenarios difíciles pasados y presentes con una persona objetiva y de confianza que le ayude a discernir y mantener límites saludables.
8. Fomente el equilibrio y los límites saludables en grupo.

Preguntas de diálogo

¿Cómo se siente al pensar en su mejor yo equilibrado?

¿Qué pensamientos tiene sobre los límites, especialmente los límites emocionales?

Describa una situación en la que haya visto una falta de límites saludables. (Sea general y no utilice detalles específicos, especialmente nombres).

¿Cómo afectó a otros la falta de límites?

Describa un entorno o una situación en la que haya visto límites saludables en el trabajo. (Sea general y no utilice detalles específicos, especialmente nombres).

¿Cómo afectaron a los demás los límites saludables?

¿Qué puede ayudarle a promover su mejor yo equilibrado con límites saludables?

¿Cómo puede ayudar a otros a comprender la importancia de los límites?

Capítulo 4

FOMENTE LA AUTOCOMPASIÓN

Creamos espacio emocional para prosperar con autocompasión.

Cambie el mundo con compasión

La compasión cambia vidas. Así ocurrió sin duda con Augie, un perro de un país del Medio Oriente. Le habían golpeado, disparado y abandonado a su suerte en un vertedero. Había pocas esperanzas para Augie, pero captó la atención y el corazón de una mujer que pasaba por allí. Al verla, Augie movió lo único que podía: la cola. La mujer se lo llevó a casa e hizo lo imposible por ayudarlo. Envió a este perro de espíritu invencible a Estados Unidos, donde recibió cuidados médicos y un hogar cariñoso.

La cadena de compasión que salvó a Augie inspiró a muchos otros, incluido a Steve, el veterinario que le atendió. Explicó: "Me inspiró la persona que inició el proceso para salvar a Augie. Mi aporte fue uno de tantos. También me inspiró la capacidad de Augie para mirar más allá del sufrimiento. Cuando estaba tirado en el vertedero, movía la cola simplemente porque se alegraba de ver a la mujer. Ella podría haberlo ignorado fácilmente, pero no lo hizo".

Augie tiene un hogar y mueve la cola con alegría para saludar a otros gracias a la generosidad de muchas personas. Aquellos inspirados por un acto de compasión contribuyeron con bondad y amabilidad a continuar la compasión. Ejercieron una influencia positiva en el mundo con compasión y encontraron sustento para su propio camino. La compasión es contagiosa y poderosa, especialmente cuando entendemos que abarca también nuestro propio sufrimiento.

Con frecuencia nos resulta fácil responder con compasión al sufrimiento de otras personas y animales, pero ¿hasta qué punto somos propensos a ofrecernos lo mismo a nosotros mismos? Como ya hemos comentado, hay una realidad sencilla que solemos pasar por alto: a la vez que ayudamos a otros, también necesitamos cuidar de nosotros mismos. Como dijo Daisy, una médica hondureña: "Nos enseñan muchas formas de ayudar a otros, pero no cómo ayudarnos a nosotros mismos". Ya que esto es válido para muchos de nosotros, debemos actuar con intención para fomentar la compasión hacia nosotros mismos.

La autocompasión genera sustento y curación para el camino. Echaremos un vistazo al aporte de la compasión en el fomento del autocuidado y la creación de conexiones más profundas. Para muchos de nosotros, esto incluye quitarnos de encima el yugo del perfeccionismo para promover un cuidado vibrante más allá de los errores. Si sabemos cómo fomentar la autocompasión en nuestras propias vidas, podremos ayudar a otros a hacerlo también. La compasión aumenta la resiliencia, hace que el camino sea más sostenible e inunda de belleza nuestro entorno.

Resiliencia en acción: Imagínese...

Usted ofrece curación y bondad en medio del sufrimiento. Hay un momento crítico, una de esas ocasiones que transforman las vidas de personas que necesitan ayuda. A pesar del ánimo, la habilidad y el esfuerzo que usted ofrece, no todo sale según lo esperado. Alguna lágrima se derrama por el sufrimiento, mientras esa pequeña, pero poderosa voz susurra: "¿Y si...?" y amplía la pena. Nos ofrecemos un abrazo y palabras amables, y utilizamos recursos para abrir un espacio de curación y crecimiento. Con cuidado y fuerza, usted sigue su curso. El sufrimiento ha tocado su vida, pero no tiene la última palabra.

Conozca los dones mutuos de la compasión

La compasión es fundamental en la combinación del cuidado de otros y de uno mismo, porque nos hace pasar de la identificación del sufrimiento a su alivio. Muchas veces, cuando ofrecemos compasión a los demás, nosotros también la sentimos. A lo largo de los años he visto muchas veces los dones mutuos de la compasión, y una ocasión especial ocurrió mientras visitaba a Paul antes de que muriera.

—Pastora Karen, Dios la ama tanto —dijo Paul mientras yacía en una cama de hospital junto a unas máquinas que parpadeaban y pitaban. Yo estaba concentrada en atenderle, pero sus palabras me llenaron. En medio de la tristeza, sentí como si se transmitiera un mensaje divino a través de este buen hombre. Gracias al regalo que Paul me hizo hace años, mi corazón todavía sonríe.

Piense en momentos en los que haya ofrecido compasión y la reacción de alguien le haya conmovido profundamente. Recuerde esos momentos como sustento para seguir brindando compasión. La compasión surge dentro de la bendición de la conexión y subraya nuestra humanidad común.[1] A través de la compasión, el cuidado se hace más fuerte que el quebranto del mundo. Incluso cuando no podemos cambiar un resultado, la compasión contrarresta la soledad y la desesperación que acompañan al sufrimiento.[2]

Voces desde el terreno: Encuentre el sentido con compasión.

"Podemos acompañar a las personas y a los animales. Hace poco, ayudé a un hombre de ochenta y cinco años y a su querido perro que estaba al final de su vida. El hombre no tenía a nadie, así que me quedé y escuché sus historias. Resultó una experiencia muy gratificante. Es importante compartir alguna parte complicada de la vida de una persona. Al estar a su lado, se lo hacemos más fácil". Lucy, veterinaria, Estados Unidos

Los actos de compasión traen sanación a nuestras propias vidas, así como a las personas a quienes ayudamos. El Dalai Lama explicó: "Cuanto más tiempo pases pensando en ti mismo, más sufrimiento padecerás. Lo increíble es que cuando pensamos en aliviar el sufrimiento ajeno, nuestro propio sufrimiento se reduce".[3]

Los actos de bondad hacia los demás nos alejan del enfoque en nosotros mismos para hacernos partícipes de algo más importante que nosotros.[4] Esto despierta en nuestro interior una alegría y una gratitud que trascienden las circunstancias de la vida.[5] Las situaciones de intensa emoción pueden ofrecernos algunas de las experiencias más profundas y llenas de significado cuando conseguimos mirar más allá del sufrimiento.

Una experiencia memorable ocurrió mientras paseaba con mi suegra, Ruth, quien tenía la mente atormentada por la demencia y sabía que algo iba mal. Caminamos lentamente de la mano por el jardín de su nuevo hogar en un centro de cuidados. Los pájaros cantaban y el camino estaba salpicado de flores amarillas, pero una tristeza pesada llenaba el aire. En ocasiones nos detuvimos para llorar y abrazarnos, y luego retomamos el paseo mientras tarareábamos nuestros cantos religiosos favoritos. Me asaltó una gran mezcla de pena, impotencia, compasión y amor.

No podía quitarle el dolor a Ruth, pero sí podía afirmar que ella importaba y hacerle menos solitario el sufrimiento. Tuve la bendición de estar en ese espacio con ella aunque fuera realmente triste. Es muy posible que algún día me encuentre en un camino similar y, de ser así, espero no estar recorriéndolo sola. A veces nuestra presencia cariñosa es el mejor y único regalo que podemos hacer.

Esos actos sencillos que transmiten un "me importa" aportan semillas de esperanza en medio de la pena del sufrimiento. Juntos somos humanos y juntos podemos encontrar el valor para hacer frente al sufrimiento. Incluso podemos vislumbrar la esperanza, la paz y la alegría en medio de las dificultades. Un cambio de percepción de "yo soy el que ayuda y tú necesitas ayuda" a una conexión basada en la humanidad compartida nos lleva a formas más profundas y significativas de funcionar en medio del sufrimiento.[6]

Voces desde el terreno: Vea las bendiciones.

"Fue una enorme bendición ayudar a mi abuela al brindarle los mismos cuidados que ella había dado a otras personas a lo largo de su vida. Fue muy difícil verla sufrir, pero las bendiciones resultaron mucho mayores". Hilary, cuidadora familiar y educadora, Kenia y Estados Unidos

Contrarreste las ideas erróneas sobre la autocompasión

La autocompasión incluye el reconocimiento de nuestra propia humanidad y sufrimiento, seguido de una respuesta amable.[7] Respetamos el hecho de que nosotros, como cualquier otra persona, merecemos compasión.[8] A pesar de esta verdad, solemos:

- Pretender demasiado de nosotros mismos sin ofrecernos amabilidad y perdón.
- Quedarnos anclados en el pensamiento de que si hubiéramos actuado de otro modo, el resultado habría sido diferente.
- Quedarnos atrapados y estresados por expectativas poco realistas.
- Acusarnos a nosotros mismos de no ser lo suficientemente fuertes.
- Pensar que la amabilidad nos hará perezosos o menos competentes.

- Creer que cuidar de nosotros mismos es egoísta.
- Temer que la autocompasión nos lleve a quedarnos sumidos en la autocompasión.

Las falsas percepciones de la autocompasión nos alejan del cuidado sostenible. La autocompasión es un aliado necesario, porque aun cuando conocemos la bondad de la compasión, es difícil sustraerse por completo a la pena del sufrimiento. El dolor del mundo puede herirnos en el corazón. La autocompasión nos capacita para procesar nuestro propio dolor y avanzar con esperanza.[9]

Las percepciones rígidas sobre la autocompasión son falsas y destructivas.[10] Nos derrumban, crean el sentimiento de que "no importamos" y construyen barreras contra la curación. Los actos de autocompasión nos ayudan a ensimismarnos menos para poder cuidar de otros de forma más saludable y aprender de los errores.[11]

La autocompasión nos da perspectiva para ver las dificultades personales en el contexto más amplio del sufrimiento humano.[12] Es probable que esto nos aumente la motivación mucho más que las críticas duras. Una mezcla saludable de compasión por los demás y por uno mismo potenciará nuestra capacidad de tratarnos con amabilidad y de tener esperanza.

Aumente la vitalidad con la autocompasión

¿Qué ve cuando se mira al espejo? Quizá vea el color de su pelo, de su piel y de sus ojos. Tal vez note arrugas que marcan años de estrés y sonrisas. A una mirada más profunda, ve las esperanzas, los sueños, la belleza y las imperfecciones que se desprenden de su mirada.

Veamos lo que veamos, hay algo que no podemos negar: todos somos humanos. La autocompasión implica reconocer nuestro propio sufrimiento humano con una conciencia libre de prejuicios.[13] Podemos fomentarla con cuatro componentes:

1. Reconocer nuestra humanidad común y deshacernos del perfeccionismo.
2. Notar el sufrimiento personal.
3. Ser amables con nosotros mismos.
4. Ofrecernos autoperdón.[14]

Los actos sencillos de autocompasión nos permiten mantenernos conectados con nosotros mismos y con los demás de forma saludable.

1. Reconocer nuestra humanidad común y deshacernos del perfeccionismo.

Había pedido a un grupo de residentes de medicina de familia que escribieran cada uno un miedo recurrente o un pensamiento negativo que les causara problemas. "No sé lo suficiente", escribió uno de los médicos residentes durante esa actividad de autocompasión. Cada residente pasó su afirmación a un compañero, que la leyó como si fuera su propio miedo. Luego, el verdadero autor del pensamiento tenía que alentarle.

Los participantes apoyaron con facilidad a un compañero aunque a sí mismos se hubieran tratado con mayor severidad. Mientras escuchaba a los compañeros de actividad conversar, me di cuenta de que los ocho participantes, sin saberlo, habían escrito el mismo pensamiento. Cuando lo señalé, se oyó un suspiro colectivo. Saber que compartían la misma lucha empoderó a los residentes.

Describí este momento "ajá" a unos médicos con experiencia, y todos dijeron: "¡Sigo lidiando con la sensación de no saber lo suficiente!" No importa lo inteligentes o experimentados que seamos: ayudar a otros será difícil y nos recordará nuestras limitaciones. A pesar de los retos, podemos encontrar consuelo en saber que no estamos luchando solos.

La autocompasión nos hace conscientes de que, al igual que el resto de los seres humanos, somos falibles, tenemos sentimientos difíciles y reaccionamos de manera positiva ante la bondad.[15] Cuando cambiamos la percepción de nosotros mismos para incluir las similitudes con los demás, podemos alejarnos de las comparaciones y las críticas hirientes. La compasión auténtica y sostenible se basa en nuestras esperanzas de aliviar el sufrimiento junto con la conciencia de nuestra propia humanidad. Ser humano conlleva muchas cosas, incluida la imperfección.

El perfeccionismo está muy arraigado en mi ADN, por lo que he dedicado mucho tiempo y energía a reducir su férreo control sobre mi vida. Conozco demasiado bien a sus compañeros de opresión, como la comparación, la crítica y la vergüenza. La vergüenza es especialmente peligrosa, ya que se inmiscuye en nuestro deseo de conexión con otros.[16] La vergüenza no tiene que ver con algo que hicimos, sino con lo que somos. La vergüenza grita falsedades, como: "No lo vales".

A diferencia de ese mensaje, cada uno de nosotros merece ser aceptado, reconocido y amado. Permítame repetir este importante mensaje: usted merece ser aceptado, cuidado y amado. Incluso con todas sus imperfecciones. La vergüenza nos lo niega, por supuesto, y fomenta el aislamiento al crear una falsa necesidad de ocultar lo que percibimos como deficiente o inadecuado.[17] Acepte su humanidad para deshacerse de las expectativas injustas y hasta crueles del perfeccionismo.

Voces desde el terreno: No se suba al pedestal.

"La sociedad quiere que sus profesionales sean perfectos. Es fácil llegar a creer que podemos o debemos serlo. Te suben a un pedestal y cuesta estar a la altura de esas expectativas, porque todos somos humanos. Tenemos que resistirnos a esas proyecciones y no subirnos al pedestal. Todos decepcionamos a la gente en ocasiones y cometemos errores. Dígase a sí mismo y a los demás: 'Haré todo lo que pueda como ser humano, pero a veces no basta con eso". Faris, médico clínico, Estados Unidos

Nuestra humanidad limita lo que podemos hacer. Incluso con toda la tecnología del mundo, no podremos arreglar o salvar a todas las personas y animales a los que ayudamos. Tenemos que intentarlo, sí, pero también hay que aceptar las limitaciones que conlleva la realidad. Esto no anula el poder de la compasión. Somos capaces de ver la belleza en los actos genuinos de compasión, incluso entre la tragedia, con un cambio de percepción que reconozca las expectativas poco realistas.[18]

AFRONTAR LAS EXPECTATIVAS POCO REALISTAS

- Enumere las expectativas injustas con le resultan difíciles. Diferencie entre alto funcionamiento y perfección. Escriba por separado una lista de expectativas que sean razonables y que estén bajo su control. Reconozca las expectativas poco razonables por lo que son: poco realistas, injustas e inútiles.
- Hable con compañeros, mentores, profesionales de la salud mental y personas de confianza para obtener otra perspectiva.
- Dese permiso para ser humano. Deshágase simbólicamente de las expectativas injustas al escribirlas para luego tirar el papel. Personalice y recite parte de la Oración de la Serenidad de Reinhold Niebuhr:[19]

  Dios, concédeme
  serenidad para aceptar las cosas que no se pueden cambiar,
  valor para cambiar las cosas que deben cambiarse
  y la sabiduría para entender la diferencia.

Juntos, aportamos esperanza a partir de nuestras capacidades y limitaciones humanas. Resístase a la tentación de distinguirse por su perfeccionismo. Permítase ser maravillosamente humano. Ámese y cuídese en medio de sus vulnerabilidades e imperfecciones.[20] Contrarreste la vergüenza al compartir honestamente.[21] Examinaremos más a fondo esta importante tarea en la sección *Superar a los silenciadores* del capítulo 8. La autocompasión nos ayuda a avanzar por un camino colectivo, no como extraños sino como personas que también necesitan cuidados.

Voces desde el terreno: Permítase ser humano.

"Soy perfeccionista y por esto la sostenibilidad puede resultar muy difícil. El perfeccionismo hace que sea fácil machacarse a uno mismo. Hay que aprender a ser bueno con uno mismo. Aprenda de los errores, pero no se obsesione con ellos, y recuerde el bien que está haciendo". Mike, veterinario, Estados Unidos

2. Notar el sufrimiento personal.

Como partes del mosaico de la humanidad, es más probable que reaccionemos de forma compasiva ante nuestro sufrimiento cuando tenemos conciencia de su presencia. Volvamos a mirarnos en el espejo metafórico. Mire más allá del color de su pelo y de la forma de su nariz para ver las experiencias grabadas en su mente y en su corazón. ¿Qué experiencias y emociones sobresalen? La autocompasión nos insta a darnos cuenta de toda la variedad de la vida, incluida la realidad de nuestro propio sufrimiento.

La conciencia plena promueve la aceptación del momento presente sin etiquetarlo como bueno o malo.[22] Esta práctica aumenta la capacidad de regulación de las emociones y reduce la ansiedad, por lo que también nos ocuparemos de ella en el capítulo 5. La atención plena o mindfulness nos lleva a reconocer los sentimientos como una parte en constante cambio de nuestra experiencia humana. Aprender a aceptar nuestras propias emociones nos ayuda a acompañar a otras personas en medio de sus emociones, especialmente cuando permanecemos distintos.

La conciencia regular del sufrimiento personal disminuye la interferencia del dolor mientras trabajamos con el sufrimiento ajeno. Podemos reconocer las emociones difíciles y procesarlas en un momento en que no haya peligro en hacerlo. Una rutina diaria en la que se dediquen incluso unos minutos a la atención plena resulta útil. La meditación, la oración y el simple hecho de permanecer en silencio durante un paseo por la naturaleza son formas maravillosas de prestar atención al bienestar. La clave de la atención plena es observar con calma las emociones, las sensaciones físicas y otras experiencias en ese momento.

CREE MOMENTOS DE ATENCIÓN PLENA

- Siéntese cómodamente, concéntrese en la respiración y quédese quieto. Observe cómo se siente física y emocionalmente sin juzgarlo como bueno o malo.[23] No intente cambiar ni solucionar nada, sino permítase aceptar el momento presente tal y como es. Reconozca cómo le va sin miedo ni juicio.
- Respire hondo con regularidad a lo largo del día y observe cómo se siente sin juzgarlo ni arreglarlo. Cuando tenga dificultades, concluya el momento con un abrazo y palabras amables.
- Comience actividades tranquilas como la oración, la meditación y el yoga con un momento de atención plena.
- Pruebe una meditación guiada de compasión.

Las emociones fluctuantes son una realidad que todos conocemos.[24] Los sentimientos tienen una presencia muy fuerte en la experiencia de cuidar a otros, pero podemos recorrer el camino con algo más que las emociones para guiarnos.[25] El propósito y los valores aportan una motivación más sostenible para nuestra forma de vivir que las emociones que oscilan. Al fundamentar nuestro trabajo asistencial en valores y propósitos importantes, funcionamos de forma más holística e incluimos la cabeza, el corazón y el alma.

La combinación saludable de razón, emociones y fe resulta poderosa para promover la resiliencia y la sostenibilidad. Juntos, estos factores nos ayudan a afrontar las dificultades con fuerza, propósito y esperanza. Por muy importante que sea, practicar la atención plena no es algo natural en nuestro mundo agitado y ruidoso.[26] Muchas distracciones nos llaman la atención, por lo que tenemos que actuar con intención para crear momentos de calma. Incluso los momentos más breves abren un espacio para brindarnos amabilidad.

3. Ser amables con nosotros mismos.

La amabilidad con uno mismo incluye una introspección honesta y atenta en lugar de precipitarse a juzgar. Un grupo de gatitos grises y suavecitos le recordó esto a Louise. Los gatitos se contoneaban y se abalanzaban mientras ella los examinaba. Tras años de experiencia veterinaria, suponía que se trataba de la típica revisión de gatitos sanos mientras los trataba contra los ácaros del oído.

Minutos después, uno de los gatitos estaba respirando con dificultad y luego otro también entró en insuficiencia respiratoria. Louise y su equipo se lanzaron a salvar a los gatitos, que se recuperaron. Explicó: "Cuando empecé a ejercer la medicina, me habría juzgado negativamente de inmediato. Tras años de experiencia, puedo reaccionar con más delicadeza, lo que me ayuda a procesar lo sucedido. Lo más probable es que la reacción de los gatitos se debiera a causas preexistentes desconocidas. Ahora puedo abrirme a esas posibilidades, y eso es algo bueno".

La verdadera compasión es inclusiva. Actúa para aliviar el sufrimiento ajeno y propio. Desafiamos la severidad del perfeccionismo y el quebranto del mundo cuando nos tratamos con amabilidad a nosotros mismos. El autocuidado contrarresta las expectativas poco realistas y los miedos que dificultan la superación de los retos. Al respondernos compasivamente a nosotros mismos, trascendemos las autocríticas y los miedos para vivir con un sentido más profundo del propósito.[27]

La motivación basada en el propósito y sustentada por la bondad es más sostenible que la motivación basada en el miedo. Cuando suprimimos el miedo como fuerza principal, gastamos menos energía en la protección de nuestra autoestima y dejamos más espacio para el aprendizaje, la creatividad y los valores importantes.[28] Nos sentimos impulsados por lo que nos resulta más gratificante y no por las inseguridades, las ansiedades y las críticas hacia nosotros mismos.

Convertir la autocompasión en realidad de forma práctica es tan sencillo como notar la forma en que nos tratamos y nos hablamos a nosotros mismos. Cuando tiene dificultades o no cumple sus expectativas, ¿qué es lo primero que se le pasa por la cabeza? Si sus respuestas automáticas no coinciden con lo que le diría a otra persona, pregúntese por qué. Recuerde que sus valores, virtudes y propósitos deben regir su forma de tratarse a sí mismo y a los demás. Tomar conciencia de nuestra narrativa interna es una de las formas de examinar cómo cuidamos de nosotros mismos.

Una narrativa negativa disminuye la resiliencia, ya que los pensamientos hirientes atacan la confianza y la creatividad necesarias para afrontar los retos.[29] Ya conoce los mensajes. Son más o menos así: "Eres estúpido"; "No sabes lo suficiente"; o "Qué debilucho...". Estos mensajes internos basados en percepciones negativas e incompletas suelen ser muy familiares.

La noción de "insuficiente" es dominante en muchas sociedades y organizaciones, por lo que no es de extrañar en absoluto que la interioricemos. Un paso importante para tratarnos con bondad es cambiar esa forma negativa de hablar de nosotros mismos.[30] Enfrentarnos al crítico que llevamos dentro mediante la consolidación de nuestro cuidador interno es una manera importante de desarrollar resiliencia. Reconozca los mensajes negativos recurrentes y cámbielos por otros más positivos y honestos. Incluso cuando sabemos que los mensajes internos negativos no son ciertos, siguen siendo destructivos.

CONTRARRESTAR LOS PENSAMIENTOS NEGATIVOS

Identifique las declaraciones negativas que tienden a colarse en su pensamiento y luego elabore reacciones más favorables. Por ejemplo, si se le cruza por la cabeza "Eres tan estúpido", cambie la respuesta por algo como "Sí, me equivoqué, pero puedo superarlo". Una respuesta más amable es mucho menos dañina y más honesta, y además le anima a afrontar los retos de manera saludable. Complemente la autoconversación positiva con un abrazo a sí mismo.

La autocompasión y los pensamientos positivos nos ayudan a apreciar mejor lo bueno que hay en nuestras vidas y nos recuerdan nuestra conexión con el resto de la humanidad. Fomentamos la resiliencia cuando nos consideramos parte de nuestro equipo de apoyo en vez de nuestro crítico más severo. A veces, el máximo acto de bondad que podemos ofrecernos es el perdón.

> *Nuestra compasión humana nos acerca a los demás, no con lástima ni con condescendencia, sino como seres humanos que han aprendido a convertir el sufrimiento común en esperanza para el futuro.* — Nelson Mandela

4. Perdónese.

"Tiene que ofrecerse perdón a sí mismo todas las noches" fue el consejo sabio que dio un médico experimentado después de que le preguntaran qué le ayudaba a lidiar con los errores. Ofrecernos amabilidad y compasión genuinas a nosotros mismos incluye el perdón que promueve la curación y el crecimiento. La piedad nos proporciona los peldaños para avanzar después de los errores, ya se trate de pequeños traspiés o de saltos gigantescos fuera de nuestro camino.

El perdón no es el camino más fácil de tomar, pero es el más sostenible para un largo viaje. Cuando no perdonamos, nos aferramos al pasado y al dolor, lo que nos dificulta avanzar.[31] Rompemos las cadenas y reconocemos nuestra humanidad cuando elegimos perdonar. El perdón nos impulsa a desprendernos del dolor, de las críticas y de la amargura para aceptar la paz y la curación.

La misericordia nos abre un camino lleno de nuevas posibilidades. Esto no significa que olvidemos o aceptemos un mal como si fuera algo bueno. El perdón no disculpa las injusticias ni la irresponsabilidad. Sí nos exige hacer frente a las obligaciones, asumir las consecuencias y tratar de enmendarlas. La autocompasión facilita el aprendizaje honesto que se necesita para evitar la repetición de los errores.[32] El autoperdón nos permite desprendernos de los ciclos de autocastigo y avanzar en paz.

PRACTIQUE EL AUTOPERDÓN

- Vaya al espejo y diga lo que necesita perdonar. Mírese a los ojos y diga: "Te perdono". Un regalo verbal de perdón no suplanta la reparación, sino que acompaña esos esfuerzos.[33] Si tiene fe en un ser superior, incluya la conciencia de la misericordia divina, diciendo: "Dios te perdona, y yo también". Siga repitiéndolo mientras sienta la pesadez de la culpa.
- Viva como alguien que está perdonado. La curación se produce cuando seguimos adelante.[34]
- Hable con personas de confianza, incluidos ayudantes profesionales, para que le den ánimos y perspectiva.
- Desarrolle rituales creativos para simbolizar la superación de la culpa y la aceptación del perdón. Haga algo sencillo, como arrojar una piedra a un lago o plantar un árbol.
- Ofrezca actos de bondad y generosidad para expresar alegría en los momentos de sanación.

- Aprenda sobre el concepto de gracia divina. La gracia de Dios es el amor y el perdón incondicionales que brindan esperanza y curación como nada más.

Ningún paso o error define quiénes somos. El perdón nos ayuda a encontrar momentos llenos de gracia para impulsarnos adelante en el camino.[35] Podemos prosperar en el amplio espectro de lo que significa ser humano. Dotados, imperfectos, motivados y limitados. Aprenda de la sabiduría de otros que han cometido errores y, a pesar de eso, han seguido disfrutando de la belleza de ayudar a otros.

Voces desde el terreno: Sabiduría para afrontar los errores

"Sepa que nadie es perfecto. Yo no soy perfecto y usted tampoco. Aprenda de los errores y tenga compasión de sí mismo. Debemos aceptar la vulnerabilidad para poder ayudarnos a nosotros mismos". Marlon, dentista, Honduras

"La forma en que reaccionamos ante los errores es esencial. La humildad y la aceptación de la responsabilidad dan fuerza y nos ayudan a seguir adelante." Lisa, bombero, Estados Unidos

"Cometerá errores. Todo el mundo lo hace. Discúlpese y luego elija una o dos lecciones que usted y los demás puedan aprender del error. Los errores implican con frecuencia a muchas personas de distintos niveles dentro de una organización. Procesarlos de forma honesta y sin culpar a nadie aporta una perspectiva muy valiosa y ayuda a toda la organización." Collins, enfermera, Estados Unidos y Kenia

"Necesitamos perdonarnos a nosotros mismos y a los demás para poder aprender de los errores y no volver a repetirlos. Procese los errores con otras personas para que puedan promover el crecimiento y la competencia." Allen, bombero, Estados Unidos e internacional

"No asocie su identidad a los errores. No piense: 'cometí un error, así que no puedo ser un buen veterinario'. Reconozca la vida real, en la que usted no puede controlarlo todo y es humano". Lauren, veterinaria, Estados Unidos

"Mire atrás, pero no fijamente. Debemos plantearnos si hubo algo que hicimos que afectó los resultados, aprender y seguir adelante para continuar ayudando a los demás." Wade, médico, Estados Unidos

"Todo el mundo puede equivocarse, así que considérese un ser humano que no es perfecto. Piense en lo que puede aprender y en cómo mejorar. Si podemos hacer esto con los compañeros, aprenderemos mucho y nos apoyaremos mutuamente." Irene, enfermera, Australia y Kenia

Fomentar familias y equipos compasivos

Las acciones son mucho más elocuentes que las palabras. Kevin, paramédico de ambulancias, observó: "En la capacitación se nos dice muchas veces que cuando acudimos a una emergencia, no es nuestra emergencia. Si la convertimos en nuestra emergencia, no deberíamos estar allí. Un líder tranquilo favorece un equipo más eficaz y ayuda a los pacientes. Observando a paramédicos experimentados he aprendido más sobre la importancia de esta actitud y sobre cómo mantener la calma".

Cada vez que damos ejemplo de un comportamiento, incluida la autocompasión, ofrecemos una experiencia de aprendizaje. Alentamos a otros a adoptar una combinación saludable de compasión por uno mismo y por los demás cuando la hacemos realidad en nuestras propias vidas. La potenciación del equilibrio entre la compasión propia y ajena es beneficiosa para los equipos.

Una compasión equilibrada fomenta el crecimiento y la eficiencia, ya que es menos probable quedarse estancado en los retos.[36] El miedo al fracaso se reemplaza con una mentalidad orientada al éxito colectivo. A nuestros equipos se les infunde una actitud de "¡Se te valora y puedes hacerlo!"

Voces desde el terreno: Necesitamos crear culturas más saludables.

"La cultura predominante solía decir que no podíamos equivocarnos, por lo que tampoco se podía hablar de los errores. Así se producía mucho miedo. Tenemos que entender que los errores ocurren. Un equipo fuerte lo sabe y no cae en culpar o avergonzar. Los errores de alto riesgo casi siempre se producen debido a factores sistémicos múltiples, por lo que debemos desarrollar una atmósfera en la que podamos hablar de los errores para evitarlos en el futuro." Laurie, enfermera, Estados Unidos

ESTRATEGIAS PARA PROMOVER LA COMPASIÓN EN GRUPOS

- Aproveche los momentos oportunos para un intercambio auténtico. Los miembros experimentados del equipo son especialmente valiosos para ayudar a los compañeros más jóvenes a entender la necesidad y la posibilidad de la autocompasión a la hora de afrontar desafíos.
- Dé ejemplo de autocompasión después de cometer un error.
- Promueva el uso de recursos para enfrentar los errores y los resultados trágicos, como el procesamiento en grupo y los proveedores de servicios de salud mental.
- Ayude a los equipos a prosperar al incidir en las políticas y los procedimientos a fin de reflejar una atmósfera que reconozca la importancia de la amabilidad y la sinceridad.
- Ofrezca oportunidades educativas para conceptos como la compasión.
- Asegúrese de que las reacciones ante los errores reflejen el cuidado de todos los implicados. Esto no niega la responsabilización, sino que fomenta la integridad y genera un entorno justo.
- Cree una declaración de objetivos y unos valores equilibrados que pongan de manifiesto el cuidado tanto de los empleados como de las personas a las que se dirige la organización.

Podemos contribuir a la creación de un entorno que promueva los cuidados resilientes y sostenibles con expresiones diarias de compasión, sobre todo cuando la gente tiene dificultades. Los equipos y las organizaciones que se basan en una cultura del cuidado tienen muchas más probabilidades de inspirar a la gente que aquellos que se basan en la vergüenza.

Diríjase hacia un mundo más compasivo y menos ansioso

Cuanto más fomentemos la compasión por nosotros mismos, más podremos influir en los demás para que lo hagan también. En el proceso, nos volvemos profundamente conscientes de nuestras conexiones y aumentamos la capacidad de resiliencia y crecimiento.[37] Gracias a la compasión, encontramos la fuerza y el coraje para avanzar con esperanza incluso en los lugares más oscuros.

Muchas veces nos resulta fácil ofrecer compasión a otros, pero también debemos ofrecérnosla de manera deliberada a nosotros mismos. Lo hacemos al respetar nuestra humanidad con la plena conciencia de nuestro propio sufrimiento y luego al responder con amabilidad. El autoperdón es un elemento importante, ya que nos ayuda a desprendernos del dolor asociado a las limitaciones y los errores. Al igual que cualquier otro ser humano con el que nos encontremos, deseamos y merecemos compasión. Convirtamos la autocompasión en algo tan contagioso como la compasión y llenemos el mundo de esperanza.

La autocompasión promueve la capacidad de avanzar a pesar de los desafíos, a la vez que respetamos nuestras propias experiencias. La potente combinación de autocompasión, propósito y límites nos da un impulso para que el camino sea menos estresante. Ahora daremos el siguiente paso para reducir aún más la ansiedad. Unos simples cambios de percepción modifican la manera en que sentimos las presiones que nos arrastran en distintas direcciones. Nuestras reacciones determinan si el camino se hace más fácil o más difícil, más suave o más duro, más estresante o más tranquilo.

¿Listo para disfrutar de un camino más tranquilo? ¡Vámonos!

GUÍA DE ESTRATEGIAS PARA PROSPERAR

1. Promueva la compasión y la bondad hacia los demás y hacia uno mismo.
2. Vea los aspectos positivos y el significado que hay detrás de los actos compasivos, a pesar del malestar.
3. Despréndase de las expectativas poco realistas y de la vergüenza.
4. Sustituya las narrativas internas negativas por otras más veraces y positivas.
5. Desarrolle formas de compartir su historia y sus vulnerabilidades con personas de confianza.
6. Aumente la conciencia de su conexión compartida con la humanidad.
7. Practique la atención plena.
8. Medite o rece con un enfoque centrado en la compasión. En las actividades de introspección se incluyen las meditaciones guiadas. También puede encontrar una maravillosa variedad de meditaciones guiadas en Internet.
9. Fomente el autoperdón.
10. Fomente la autocompasión entre otros.

Preguntas de diálogo

¿Qué ideas del capítulo le llaman la atención?

¿Qué conexión hay entre la compasión hacia los otros y hacia uno mismo?

¿Por qué nos puede resultar difícil ser compasivos con nosotros mismos?

¿Cómo puede usted fomentar la autocompasión en su día a día?

¿Cómo puede fomentar la compasión y la autocompasión en su familia o equipo?

¿Tiene alguna otra opinión sobre la compasión?

Capítulo 5

DISMINUYA LA ANSIEDAD

Ampliamos la resiliencia al avanzar en función de lo importante, en vez de dejarnos arrastrar por la ansiedad.

Recupere la calma

La ansiedad puede empujarnos en muchas direcciones. Sin duda fue una fuente de motivación mientras corría por la colina, temiendo por mi vida, con veinticinco vacas rugiendo detrás de mí. Steve y yo estábamos en la granja de sus padres, caminando por el campo soleado y cubierto de tréboles. De repente, el ganado se puso a correr y yo me encontré corriendo con el rebaño en persecución.

Tenía el corazón acelerado y las piernas a mil por hora cuando miré hacia atrás para ver a Steve riéndose. Me di cuenta de que no se acercaba ninguna estampida peligrosa, sino un grupo de vacas ansiosas por pasar al siguiente pasto. Mi reacción de pánico de chica de ciudad fue ignorar a Steve y seguir corriendo, pero acabó imponiéndose la voz de la razón y volví a caminar. Con los años, he aprendido mucho sobre mí misma, las vacas y la ansiedad.

Por muy tonto que parezca, las vacas nos dan grandes lecciones sobre la ansiedad. Si sorprendía a una vaca, ella se alejaba unos pasos y se producía un efecto dominó, con otras vacas haciendo lo mismo.

Cuando las vacas dejaban de sentir una amenaza, volvían a pastar tranquilamente. El movimiento fácil de la ansiedad por los grupos procede de los instintos de supervivencia, que ayudan a los animales y a las personas a huir del peligro.[1]

Ya sea bovina o humana, la ansiedad es la reacción ante una amenaza real o percibida.[2] La ansiedad influye en nuestro funcionamiento físico, psicológico y emocional para que podamos escaparnos del peligro con mayor facilidad.[3] Uno de los problemas es que nuestro cuerpo no distingue la amenaza entre una estampida real o una conversación difícil. El estrés agudo y el crónico activan el mismo proceso fisiológico.[4] El desencadenamiento frecuente de este proceso, que está destinado a las emergencias, es agotador y no resulta sostenible.[5]

A diferencia de las vacas, que vuelven rápidamente a un estado relajado, nosotros solemos quedarnos pensando en posibles amenazas, lo cual prolonga la reacción de estrés.[6] La ansiedad crónica se ha instalado en nuestro mundo y es imposible evitarla, ya que se propaga como un contagio de persona a persona.[7] El estrés constante agota la resiliencia y la sostenibilidad. La ansiedad siempre tendrá un lugar en la vida, así que debemos aprender a volver a la calma después de que se dispare la reacción de estrés.

La buena noticia es que podemos promover la paz interior para influir en el arrastre de la ansiedad.[8] Veamos las perspectivas, habilidades y actividades para disminuir la ansiedad. Examinaremos estrategias para desactivar los factores emocionales desencadenantes y crear paz interior. Al hacer esto por nosotros mismos, también disminuimos la ansiedad en nuestras familias y equipos. Los pequeños cambios en nuestra forma de pensar abren un espacio para respirar y disfrutar de las cosas buenas de la vida. Podemos generar nuestra propia calma y ser un oasis en la tormenta de la ansiedad.

Resiliencia en acción: Imagínese...

¡Pero qué día! ¡Exigencias sin parar y momentos de gran carga emocional! Nada más llegar a casa, el agotamiento empieza a hacer estragos. Con un suspiro, repasa los momentos difíciles, mientras el día de mañana ronda en el fondo de su mente. Pero ¡basta! Recuerda que es el momento de relajarse, rejuvenecer y volver a conectarse con sus seres queridos. Así que se toma un momento de calma, se da un abrazo mental y se desprende del estrés. Una sonrisa eleva su alma y la paz inunda el espacio tranquilo. Usted aprovecha el momento para disfrutar de los fragmentos de vida que hay más allá de su función asistencial.

Fortalézcase para reducir las presiones

Podemos aumentar la tranquilidad al fortalecer nuestro sentido del yo mientras permanecemos conectados con los demás. La autodiferenciación es esencial para regular la ansiedad. Por el contrario, centrarse en las presiones de una relación nos aleja de ser las personas tranquilas que nos empeñamos en ser. Hacer hincapié en la aceptación reduce la separación emocional y reduce el constante caudal de estrés. Rick y Dave, enfermeros que trabajan en equipos muy ocupados, demuestran el impacto de la autodiferenciación en la ansiedad.

A Rick, enfermero de urgencias, le apasiona ayudar a la gente. Se siente más feliz cuando los demás son felices, así que invierte mucha energía en intentar hacer felices a los demás. Yendo y viniendo entre ayudar a los pacientes y dar ánimos a sus compañeros de trabajo descontentos, convierte todos sus turnos en una maratón emocional. La incapacidad de Rick para definir una línea divisoria entre sus propias emociones y las ajenas aumenta crónicamente su ansiedad hasta niveles elevados.

Dave, enfermero de UCI, también se siente motivado a ayudar a los demás y se preocupa profundamente por la gente. Cuando se enfrenta a las emociones de los demás, recuerda que debe basarse en sus propósitos y principios. Sí, el mundo es más agradable cuando todos están contentos, pero él sabe que no puede controlar los sentimientos ajenos. Este límite emocional le permite a Dave ser una presencia tranquila. Ser consciente del límite entre las emociones propias y las ajenas reduce su ansiedad y aumenta la sostenibilidad.

> *La distinción más importante que podemos hacer en la vida es entre quienes son como personas y nuestra conexión con los demás.* — Anné Linden

Tanto Dave como Rick aportan habilidades importantes a sus cargos, pero sus distintas percepciones de sí mismos repercuten enormemente en la sostenibilidad. La importancia que Rick da a la conexión en detrimento del sentido del yo aumenta la ansiedad. Irónicamente, su menor autodiferenciación dificulta las conexiones saludables, porque el estrés se interpone en el camino.[9] El enfoque en las emociones ajenas crea presiones que le llevan en varias direcciones.

El camino de Dave es menos turbio debido a las emociones de los demás. Puede estar atento a las emociones ajenas sin dejar de centrarse en su propósito. Su capacidad de diferenciarse de otros le da el espacio emocional para procesar y recuperarse de los desafíos. Dave toma decisiones basadas en lo importante, en vez de preocuparse por las reacciones de los demás. Un sentido más fuerte del yo ayuda a Dave a conectarse con otros mientras recorre su camino individual.

El constante tira y afloja entre individualidad y conexión es una fuente primaria de la ansiedad que sufrimos.[10] Nuestro impulso natural de ser individuos únicos compite con la necesidad percibida de parecernos a otros para ser aceptados. La incertidumbre en las relaciones amplifica el estrés. Somos más propensos a absorber y adaptarnos a las ansiedades ajenas cuando nos regimos por las emociones.[11] La preocupación por la aceptación nos lleva a vivir más a partir de presiones y vulnerabilidades que desde valores y propósitos.[12]

LOGRE QUE LA FUERZA ESTÉ CON USTED

Podemos emplear la fuerza para hacer el bien aunque no seamos parte de la saga de La Guerra de las Galaxias. Las presiones que vivimos proceden de una red de fuentes internas y externas. Aunque muchas están fuera de nuestro control, sí podemos influir en cómo esas presiones determinan nuestros pensamientos, decisiones y reacciones. Examine las presiones de su función y discierna conscientemente:

- ¿Qué es injusto o poco realista?
- ¿Qué presiones crea usted y cómo se vinculan con la necesidad de aceptación?

- ¿Qué presiones puede ver de otra manera para que se conviertan en una motivación en lugar de una fuente de desgaste?

Se puede cambiar el ciclón de la ansiedad si se pone freno a las expectativas poco realistas y se contempla la presión tal y como es: una fuerza que intenta movernos de una determinada manera. Influyamos en esas fuerzas para que nos ayuden en vez de obstaculizar nuestro camino.

Hacer hincapié en cómo nos conectamos y no en quiénes somos también puede conducir a un funcionamiento excesivo. Este adopta el disfraz de ayudar a los demás pero crea dependencia, aumenta la ansiedad y reduce la sostenibilidad.[13] Los esfuerzos de Rick por mantener a todo el mundo contento le llevan a cruzar límites saludables. Intenta asumir las responsabilidades de otras personas, incluido su bienestar emocional. El funcionamiento excesivo de Rick reduce la sostenibilidad y la capacidad de los demás de manejar sus propios retos.

Ayudar a otros no significa que renunciemos a nuestra individualidad. Tampoco debemos disminuir el sentido del yo de los demás. Promovemos la autodiferenciación para nosotros mismos y para los otros al permanecer anclados en lo importante y al orientarnos por nuestro yo fundamental, que es la parte reflexiva y madura de lo que somos y nos impulsa a ser mejores y a defender lo que creemos.[14]

Vivir desde nuestro yo fundamental y desde nuestro propósito reduce la influencia de las presiones. Un sentido más fuerte del yo incrementa la autenticidad y la paz interior, lo cual ofrece mucha más estabilidad que depender de circunstancias en constate cambio y de las reacciones de otros. Uno de los mejores regalos que podemos ofrecer es fortalecer nuestro sentido del yo para aportar una presencia tranquila. Al identificar lo que dispara las reacciones emocionales, damos un paso más hacia esta realidad.

Voces desde el terreno: Empiece por el crecimiento y el cuidado personales.

"Antes de poder ayudar de verdad a los demás, tengo que empezar por mi propio autocuidado. Mi estado afecta mi capacidad de conectarme con otras personas. El crecimiento personal, la atención plena, las reuniones sociales, el ejercicio y el sueño son todos factores que influyen en lo bien que puedo controlar mis propias emociones, una de las tareas más importantes y difíciles a la hora de ayudar a otras personas." Isabel, proveedora de salud mental, Honduras

Reconozca y desactive los desencadenantes emocionales

Podemos reducir la ansiedad si conseguimos que los desencadenantes emocionales sean menos reactivos. Si no nos ocupamos de nuestros propios factores desencadenantes, sufrimos más ansiedad y aumentamos el estrés de los demás. Piense en el siguiente escenario con Derek y Maren, compañeros de trabajo en una clínica muy concurrida.

Mientras cruzaban el pasillo, Derek llamó a Maren, pero ella no respondió. Derek se sintió ignorado y se enfadó. Seguía molesto cuando habló con Maren más tarde, pero no dijo nada. Ella sintió la tensión y se puso ansiosa cada vez que él estaba cerca. Incluso si Derek se olvida de ello durante un tiempo, la próxima vez que Maren haga algo parecido, el desencadenante probablemente será más rápido y más intenso. Derek está encaminado en una escalada de ansiedad y arrastrando a otros consigo.

La autoconciencia puede ayudar a Derek a funcionar con menos ansiedad. Los disparadores emocionales suelen relacionarse con la necesidad de conexión, acompañada de una menor autodiferenciación.[15] Todos tenemos disparadores emocionales, pero varían en reactividad. Volvamos a la interacción y pensemos en una reacción alternativa basada en la conciencia del desencadenante emocional y en un sentido más fuerte del yo.

Derek sabe que ser ignorado provoca una reacción emocional que paraliza su razonamiento. Cuando Maren no le respondió, observó que su pulso se aceleró y su mente empezó a gritar. Inspiró hondo, recordó que había mejores formas de actuar y disminuyó su reacción emocional.

Derek volvió a centrar su sentido del yo en los valores y propósitos importantes en lugar de en la respuesta de Maren. De este modo, detuvo su reactividad y fue capaz de reconocer que podía haber muchas razones para que Maren no respondiera. El aumento de la autorregulación dejó espacio para la razón y la creatividad. Derek tenía que elegir entre descartar la necesidad de hablar del tema y preguntarle con calma a Maren sobre su falta de respuesta. Él desactivó los disparadores emocionales y se comprometió con un proceso más saludable, disminuyendo de este modo la ansiedad.

Siempre tenemos la opción de reducir o aumentar la ansiedad y negatividad de un grupo. Si no logramos regular nuestras propias emociones, nos convertimos en un superconductor que transmite ansiedad al grupo.[16] En la medida en que regulamos nuestras emociones para reducir la ansiedad, también disminuimos la del grupo.[17] Podemos avanzar hacia un camino tranquilo cuando nos percatamos de los desencadenantes emocionales y optamos por perspectivas saludables.

ESTRATEGIAS PARA DESACTIVAR LOS DISPARADORES EMOCIONALES

1. Anote los comportamientos, comentarios o interacciones que le afectan emocionalmente. Los desencadenantes suelen estar relacionados con la forma de vernos a nosotros mismos o con acciones que consideramos que atentan contra virtudes y valores importantes.
2. Piense por qué esas acciones son factores desencadenantes y conciba un recordatorio sencillo para interrumpir la reacción emocional.
3. Vaya un poco más lejos e identifique los patrones de comportamiento poco útiles que siguen a los desencadenantes emocionales.
4. Elija una palabra tranquilizadora o una afirmación positiva que le ayude a centrarse en lo importante y que promueva la autodiferenciación.
5. Describa las reacciones que representan a su mejor yo equilibrado.

6. Imagínese a sí mismo reaccionando de la forma que considere ideal en situaciones difíciles. La neuroplasticidad, es decir, la capacidad de cambio de nuestro cerebro, nos permite desarrollar nuevas maneras de pensar y de comportarnos a cualquier edad.[18] Cuando imaginamos comportamientos diferentes, en realidad aumentamos la capacidad de reaccionar de esas maneras en momentos de tensión emocional.

Elija su propia perspectiva de vida

Un cuento popular chino sobre un hombre cuya hacha desapareció ilustra el poder de la perspectiva. El hombre buscó detrás de su galpón y debajo de la carretilla, pero no encontró su hacha. Mientras su frustración iba en aumento, vio por casualidad al hijo de su vecino. Sospechó que el chico la había robado, porque pensó que el chico tenía pinta de ladrón, caminaba como un ladrón y hablaba como un ladrón. Más tarde ese mismo día, el hombre encontró su hacha en el valle donde la había dejado. Cuando volvió a ver al hijo de su vecino, el chico se veía, caminaba y hablaba como cualquier otro chico.[19] La percepción afecta nuestra experiencia del mundo.

Voces desde el terreno: Vea lo positivo.

"La necesidad es abrumadora. Intento ver cómo las pequeñas acciones tienen un impacto en problemas muy grandes. Ayudar a una vida a la vez es importante, porque hay agentes multiplicadores en el mundo: personas que hacen mucho y marcan grandes diferencias." Judith, coordinadora de servicios internacionales, Honduras

Las perspectivas positivas contrarrestan las influencias negativas que parecen dominar la vida. Las emociones positivas impulsan nuestro cerebro hacia un funcionamiento más proactivo, abierto y optimista.[20] Por muy poderosas que sean, las mentalidades orientadas hacia la gratitud, la esperanza y la alegría no aparecen de la nada. Los esfuerzos deliberados desarrollan esas actitudes.

Quiero dejar algo bien claro: no estoy proponiendo que pongamos una cara alegre y finjamos sentirnos de cierta manera. Me refiero a la posibilidad de optar por sentir alegría, gratitud, esperanza y paz. A veces necesitamos asistencia médica para cambiar cómo nos sentimos, pero nuestra perspectiva influye en cómo percibimos la vida.[21]

"El dolor es inevitable, pero la desdicha es opcional", escribió Tim Hansel tras quebrarse la espalda durante una caída en una escalada. Explicó: "No podemos evitar el dolor, pero sí la alegría... La alegría es sencilla (no confundir con fácil). En cualquier momento de la vida, tenemos al menos dos opciones, y una de ellas es elegir una actitud agradecida, una postura de gracia, un compromiso con la alegría".[22]

La alegría, la gratitud y la esperanza forman parte de una mentalidad, de una forma de ser que puede adentrarse en el sufrimiento con un rechazo obstinado a permitir el dominio de la oscuridad. Podemos cultivar una perspectiva alegre, agradecida y esperanzada, o podemos caer en la trampa de esperar a que ocurra. Vera y Vi, dos mujeres a las que visité mientras era su pastora, me brindaron grandes ejemplos de perspectivas opuestas. A los noventa y cinco años, vivían en el mismo centro asistencial, pero a mundos de distancia.

Vera siempre me saludaba con una sonrisa enorme y me hacía cumplidos: "Qué dientes tan bonitos tienes". Continuaba con: "¡El personal es tan maravilloso! Se lo agradezco tanto". Las visitas terminaban con abrazos y un "¡Gracias!"

Un corto paseo por el pasillo incoloro nos llevaba a una escena muy diferente. En cuanto Vi me veía, empezaba con sus quejas. "El personal me ignora. La comida es horrible. Mi familia no hace lo suficiente". Las visitas terminaban con una última queja: "No tardes tanto en volver a verme".

La vida era muy difícil para las dos mujeres, pero la perspectiva de Vera le servía para conectarse con los demás y disfrutar de la vida. Hacer hincapié en lo positivo aflojaba las garras del sufrimiento. Personas como Vera pueden inspirarnos a elegir una perspectiva más positiva, y personas como Vi nos muestran por qué hacerlo es importante.

Nos podemos dar permiso para sentir alegría, gratitud, paz y esperanza, sobre todo cuando el mundo parece pesadísimo. No hay ningún mundo de sufrimiento que no albergue también lo bueno de la vida. El arzobispo Desmond Tutu dijo: "Somos seres frágiles, y es a partir de esta debilidad, no a pesar de ella, que descubrimos la posibilidad de la alegría auténtica".[23] El sufrimiento y los aspectos positivos como la alegría no son una paradoja, sino que coexisten en nuestro mundo imperfecto.

La gran variedad de experiencias vitales ofrece el panorama de nuestros andares. La forma en que percibimos esas experiencias determina quiénes somos. En los roles difíciles, especialmente cuando hay sufrimiento de por medio, podemos elegir cómo reaccionar. Actúe con intención a la hora de reflejar lo importante. Podemos reaccionar ante las experiencias difíciles de un modo que favorezca la inclusión de la gratitud, la esperanza y la alegría en nuestro recorrido. Fomentar la paz interior abre ventanas para ver esa belleza más allá de las dificultades.

Aumente la tranquilidad exterior con paz interior

La paz interior puede parecer un sueño lejano mientras contemplamos el caos que se arremolina en torno a nosotros. ¿Alguno de los siguientes panoramas describe su trabajo de ayudar a los demás?

- Intentar arrear a un grupo de gatos con un perro vigilando.
- Dirigir una expedición solo con un rollo de hilo dental.
- Organizar una carrera de relevos con tortugas sin poder ver la línea de meta.
- Reunir a un rebaño de ovejas porque podría haber una tormenta, aunque no haya ni una nube en el cielo.
- Tratar de enseñar al perro y al rebaño de gatos a escalar rocas con hilo dental mientras se realiza la carrera de tortugas durante una tormenta con las ovejas corriendo desbocadas.

Nuestro mundo incluye una vorágine de ansiedad permanente. Una pandemia mundial, malestar social, frecuentes catástrofes naturales, polarización política. La ansiedad se desata por todas partes. A cada momento de cualquier día hay una abundancia de estrés preparado para agotar y marginar a las buenas personas que trabajan muchísimo para ayudar a otros.

Voces desde el terreno: Vea los efectos del estrés.

"Desde niña he sido cuidadora. Quería ayudar a mis padres y a mi hermana, pero había momentos en que me resultaba abrumador. El estrés afectaba toda mi vida. Me sentía cansada, triste, sola, ansiosa, enojada y poco sana. Sabía que tenía que hacer algo por mi propia supervivencia". Jill, cuidadora familiar, Estados Unidos

¿Cómo sería una vida caracterizada más por la paz que por el caos? Un sereno lago de montaña en un día soleado, en lugar de un océano en pleno huracán. Hay muchas cosas que no podemos controlar en el mundo, pero sí podemos influir en el papel de la ansiedad en nuestras propias vidas. Fomentar la paz interior nos brinda una lente a través de la cual vemos más de la bondad y las posibilidades del mundo.[24]

Las actividades que promueven la tranquilidad nos ayudan a salir de la actitud de lucha o huida provocada por la ansiedad. Nacimos para funcionar predominantemente en un modo más relajado, así que en este estado podemos pensar racionalmente, aprender más, encarar los problemas de forma creativa y trabajar con más sostenibilidad.[25] Los esfuerzos que fomentan la calma también cambian nuestra relación con las emociones. La paz interior nos ayuda a abordar los sentimientos con curiosidad y no con juicios negativos que aumentan su impacto.[26]

Debido al caos del mundo, puede resultar difícil creer que la paz es posible, pero cada uno de nosotros tiene la capacidad de promover la paz interior.[27] La antigua sabiduría y las investigaciones contemporáneas aseguran que esto no solo es posible, sino que también es beneficioso para la salud en general.[28] La serenidad interior que creamos influye de manera positiva en nuestras propias vidas y en el mundo que nos rodea.[29]

¿Quiere vivir una vida que se parezca más a ese lago sereno de montaña que a un océano tormentoso? Permítase diferenciarse de las ansiedades del mundo. Adopte otra forma de ser. Céntrese en su esencia y sea una presencia tranquilizadora incluso cuando el mundo parezca un caos.

Incorpore a su rutina diaria actividades simples para aumentar la calma. Convierta con determinación la paz en una costumbre y el estrés en un subproducto ocasional de la vida. Procure que la energía del dolor salga de su vida y no se aferre a ella.[30] Puede agregar las siguientes actividades a su paquete de reducción del estrés:

Dese tiempos muertos: resérvese unos minutos al día para estar quieto, para desprenderse de la ansiedad y de la compulsión por hacer más cosas. Conéctese conscientemente consigo mismo. Conéctese espiritualmente con Dios. Cuanto más hagamos este trabajo de tranquilidad, más podremos regular nuestras reacciones cuando surja la ansiedad.[31]

- Practique la atención plena: inspire hondo y exhale lentamente, desprendiéndose de la ansiedad. Absorba calma al inspirar. Elimine estrés al exhalar. Con los ojos cerrados, preste atención a su respiración y a los latidos del corazón. Permítase nada más ser. Tome nota de las emociones y los sentimientos. No los amplifique ni los minimice; simplemente acéptelos. Este no es el momento de arreglar nada, es el momento de tomar nota.[32]

- Rece.
- Haga meditación (guiada o silenciosa).
- Practique yoga.

Todos tenemos, en lo más profundo de nosotros, en los corazones y en los huesos mismos, la capacidad para una paz interior y un bienestar dinámicos, vitales y sustentadores.[33] —Jon Kabat-Zinn

Respire usando una palabra tranquilizadora: piense en una o dos palabras que le transmitan calma. Ahora acompáñela de una respiración profunda. Por ejemplo, mi palabra es "Jesu". Para estimular la calma, cierro los ojos, respiro hondo y digo en silencio: "Jesu". Inhale durante cuatro segundos y exhale durante seis segundos mientras dice en silencio su palabra. La respiración profunda es un ejercicio beneficioso para todos, ya que favorece la relajación y la comunicación entre las distintas partes del cerebro.[34] Pruébelo antes de cada cita y reunión, o siempre que desee generar calma interior.

Abrácese como una mariposa. No es ninguna broma: dese un abrazo. Al igual que ciertos ejercicios de respiración, un contacto cálido y suave activa los nervios, ayudando al cuerpo a relajarse. Dese un abrazo de mariposa y aumente el efecto tranquilizador dando golpecitos alternativamente en cada brazo mientras se abraza a sí mismo.[35] Si está con otras personas y prefiere hacer algo que no llame tanto la atención, dé golpecitos alternativamente en cada pierna. Esta estimulación bilateral tranquiliza el sistema nervioso y favorece un funcionamiento equilibrado del cerebro.

Voces desde el terreno: Sepa que no está solo.

"Me siento más seguro de mí mismo cuando rezo antes de hacer algo importante. Rezar me da paz y me hace recordar que Dios está conmigo". Anthony, estudiante de medicina, Honduras

Fomente la espiritualidad: formamos parte de algo que nos supera. Entre en contacto con su espiritualidad y aliméntela para recordar esto. A diferencia de la religión, la espiritualidad consiste en orientarnos hacia una fuerza superior y encontrar la unidad en un propósito exterior a nosotros mismos. Podemos descubrir una sensación cálida y alentadora, satisfacción y alegría al vivir algo que no podemos reducir a una explicación.[36] La espiritualidad nos ayuda a buscar respuestas a los misterios de la vida y nos impulsa hacia un significado después de las experiencias difíciles.[37]

Al recordar que hay mucho que escapa a nuestra comprensión, también nos damos cuenta de nuestras limitaciones. Nos volvemos más capaces de desprendernos de aquello que no podemos cambiar y nos permitimos no ser dioses, sino dejar que lo divino obre. Rece, estudie los textos sagrados, escuche música inspiradora y reúnase con otras personas para rendir culto. Cuando cultivamos nuestra espiritualidad, nos conectamos con las fuerzas naturales y divinas, creando sin cesar posibilidades esperanzadoras.

Voces desde el terreno: Conecte con su espiritualidad.

"Mi relación con Dios ha sido una brújula moral y una fuente de fortaleza. Cuando cultivo esa relación, me doy cuenta de que soy mucho más fuerte de lo que había pensado. Siento que estoy haciendo la obra de Dios. Incluso cuando las cosas son difíciles y he tenido un mal día, recuerdo: "Estás haciendo lo que debes hacer y eres lo suficientemente fuerte". Raye, veterinaria, Estados Unidos

Provoque el juego: ¡no olvide jugar! El ejercicio, el sueño, una alimentación nutritiva y otras tareas de autocuidado atenúan los efectos del estrés.[38] Si practica senderismo en la naturaleza, es fácil disfrutar de los beneficios del ejercicio y de la atención plena. Sumérjase en una pasión creativa, disfrute de unas vacaciones o de juegos en familia para darse alegrías sencillas. Fomente la risa. Deléitese con la belleza y las bendiciones que se nos pueden pasar por alto con facilidad. Combine el autocuidado básico con la diversión para crear un dúo dinámico de resiliencia.

En un mundo lleno de estrés, podemos optar por caminar en una agitación ansiosa o vivir otra experiencia. Necesitamos salir conscientemente del tornado de ansiedad del mundo. El tiempo y el esfuerzo dedicados al autodescubrimiento y a una vida saludable lo hacen todo más sostenible. Cuando se trata de la ansiedad, las decisiones que tomemos aumentarán o reducirán el estrés en nuestras vidas y en las de otras personas con las que interactuamos.

Disminuya la ansiedad en grupo

Podemos ser una fuente de tranquilidad si nos mantenemos firmes en nuestra individualidad en medio de las presiones.[39] Pero seguir sin ansiedad puede ser difícil, porque la ansiedad se transmite muy fácilmente dentro de los grupos. Los triángulos emocionales son unos de los mayores responsables de la propagación de la ansiedad. La tentación de participar en un intercambio ansioso con otros es fuerte y solo se contrarresta mediante la autodiferenciación. Piense en la influencia de la autodiferenciación y de los triángulos emocionales en la ansiedad colectiva con los ejemplos de los enfermeros Rick y Dave.

Rick es muy perceptivo a lo que siente todo el mundo y quiere arreglar las cosas cuando alguien es infeliz. Ginny habló con Rick acerca de un momento frustrante que tuvo con Janet. Rick se puso ansioso porque Ginny estaba molesta y habló con John, otro compañero. Su esfuerzo por reducir la ansiedad provocó lo contrario. Pese a sus buenas intenciones, Rick creó triángulos emocionales que aumentaron la ansiedad y la disfunción del equipo. Formar triángulos emocionales revela una falta de autodiferenciación y reduce la sostenibilidad.[40]

Si una sola persona puede mantenerse conectada con los miembros del grupo sin compartir la ansiedad, se reducirá la ansiedad grupal.[41] Dave también se preocupa por su equipo, pero recuerda que puede tener emociones diferentes. Se centra en el propósito más bien que en los sentimientos. Cuando Ashley habló con él de sus frustraciones con Tom, Dave la escuchó con calma y le recomendó que hablara con Tom. Le brindó apoyo sin dejar de prestar atención a su propia perspectiva y a sus emociones. Dave no compartió las frustraciones con otros, por lo que redujo la ansiedad del grupo.

ESTRATEGIAS PARA DISMINUIR LA ANSIEDAD DE GRUPO

1. Aumente la diferenciación emocional y practique la atención plena. Vuelva a centrarse en el propósito cuando la ansiedad colectiva capte su atención.
2. Amplíe la conciencia de los procesos sociales que propagan la ansiedad en los grupos (por ejemplo, los triángulos emocionales) e interrúmpalos.
3. Primero adquiera una perspectiva de los problemas del equipo recurriendo a recursos externos al grupo. Si necesita tratar un problema dentro del equipo, hágalo de la forma menos ansiosa posible.
4. Manténgase conectado y opte por ser una presencia tranquila. La forma en que nos posicionamos determina si somos una influencia negativa o positiva.

Siempre tenemos la opción de aumentar o reducir la ansiedad colectiva. Podemos ser hilos conductores, que comparten fácilmente la ansiedad, o aislantes conectados a un propósito reflexivo. Nuestra influencia positiva aumenta a medida que incrementamos la capacidad de regular las emociones y reducimos la ansiedad. La paz que fomentamos en nuestro interior también aporta bienestar a los demás.

Disfrute de su camino en paz

¿Qué significa la paz para usted? Es fácil pensar en la paz como la ausencia de ansiedad, conflicto, violencia y guerra. Pero la paz es mucho más que eso y se aplica tanto a la vida individual como a la colectiva. Podemos sentir paz mientras caminamos por el bosque o nos sentamos alrededor de una hoguera con otros. Podemos disfrutar de la paz de innumerables maneras, pero solo cuando encontramos la paz personal podemos compartirla con otros.

La paz individual y colectiva es la presencia incontenible de la bondad a pesar de los quebrantos y las dificultades. El concepto hebreo *shalom*, que suele traducirse como "paz", significa bienestar total, tranquilidad y seguridad.[42] Proviene de la bendición divina y es una manifestación de la gracia de Dios. Shalom no aparece en la ausencia de los problemas, sino que promueve el bienestar incluso cuando hay conflictos y dificultades.

Mi deseo para usted es el shalom. En medio de los retos que plantea el cuidado de la gente, que espero que pueda desprenderse de las ansiedades que se arremolinan a su alrededor y logre aceptar la profunda paz que lleva dentro. Sea su yo distintivo a la vez que se conecta y cuida de otros. La paz es un don que podemos llevar dentro y compartir incluso en tiempos de desafío.

Ahora que ya vimos algunas formas de reducir la ansiedad, analizaremos las estrategias para manejar los conflictos a fin de promover la sostenibilidad. Los desencuentros pueden perturbar sin duda nuestra sensación de calma, pero no tienen por qué debilitar la resiliencia. Prepárese para ampliar su abanico de habilidades de resolución de conflictos para que los desacuerdos no le pasen tanta factura emocional. Los conflictos suelen causar tormentas por sí solos, pero podemos afrontar las diferencias con esperanza y paz.

GUÍA DE ESTRATEGIAS PARA PROSPERAR

1. Aumente la autodiferenciación:
   a. Recuerde que puede conectarse con los demás sin dejar de ser un individuo con un bagaje único de objetivos, valores, experiencias, emociones e ideas.
   b. Aumente la capacidad de mantenerse sin ansiedad y de regular las emociones personales.
2. Discierna y reduzca los factores emocionales desencadenantes.
3. Describa y ensaye mentalmente las reacciones que desea tener ante situaciones difíciles.
4. Dese permiso para sentir alegría, gratitud, paz y esperanza, y fomente de manera deliberada perspectivas que promuevan estas virtudes saludables.
5. Practique la atención plena y dedique tiempo a diario a momentos de tranquilidad.
6. Integre un ejercicio de respiración a lo largo del día y combínelo con una palabra tranquilizadora.
7. Dese un abrazo de mariposa.
8. Cultive la espiritualidad y acepte formar parte de algo superior a uno mismo.
9. Fomente el espíritu lúdico y el autocuidado.
10. Aumente la comprensión de los procesos sociales y desarrolle habilidades para dejar de participar en la ansiedad colectiva.

Preguntas de diálogo

¿Qué presiones ve que crean ansiedad?

¿Puede compartir un momento en el que logró reducir la ansiedad en una situación?

¿Qué hará para aumentar la paz interior?

¿Cómo afecta la ansiedad a los grupos?

¿Qué puede hacer para ayudar a reducir la ansiedad en su familia, equipo u organización?

¿Le gustaría hablar de alguna otra idea del capítulo?

Capítulo 6

CÓMO AFRONTAR LOS CONFLICTOS

Reducimos la ansiedad y creamos nuevas posibilidades al eliminar la tensión del conflicto.

Perciba las posibilidades de conflicto

Los conflictos pueden perturbarnos el camino incluso cuando tenemos las intenciones más nobles. Nuestro personal veterinario lo comprobó cuando Carla trajo a su perro para un examen de rutina. Todo iba bien hasta que Carla fue a pagar en el hall de entrada. Rodeada de otros clientes con sus animales esperando cita, le gritó al personal: "¡Pero por qué me tratan así!". Luego se echó a llorar. El estallido inesperado de Carla dejó al personal veterinario estupefacto y preguntándose qué habían hecho mal.

Días después, cuando vi a Carla, se disculpó por su comportamiento. Con lágrimas en los ojos, me explicó que justo antes de la cita se había enterado de que su marido tenía una aventura con su mejor amiga. Nos podemos sentir identificados con su vulnerabilidad emocional después de semejante descubrimiento, pero el personal no estaba al tanto de sus problemas personales y se llevó la peor parte de su furia.

Un conflicto imprevisto puede llegarnos hasta la médula. A muchos de nosotros, solo ver la palabra "conflicto" nos crea ansiedad. No solemos tener la energía adicional necesaria para lidiar con los desacuerdos, así que nos pasan factura más de lo esperado.

Los desencuentros cotidianos pocas veces alcanzan niveles catastróficos, pero pueden trastornarnos y desgastarnos. Quizá deseemos una vida sin conflictos, pero la realidad nos recuerda que los conflictos son inevitables. Si lo piensa, los conflictos plagan el árbol genealógico de todos, afectando la vitalidad de las ramas actuales. La injusticia, la guerra, la opresión y otras fuerzas conflictivas determinan la calidad del suelo en el que crecen los árboles genealógicos. ¿Cómo se ha visto afectada por el conflicto su historia?

A causa de la presencia persistente del conflicto, la manera en que lo percibimos y lo afrontamos repercute en la sostenibilidad. Si conseguimos ver el conflicto con un enfoque positivo, reducimos la ansiedad y mejoramos la capacidad de manejar situaciones difíciles. Podemos deshacernos de las costumbres conflictivas poco útiles y emplear estrategias prácticas para atenuar aún más sus efectos. También analizaremos las dinámicas problemáticas y veremos cómo ayudar a otros sin asumir sus conflictos. Para navegar con éxito por las tormentas del conflicto hay que empezar por dominar la percepción de su importancia en nuestro camino.

Resiliencia en acción: Imagínese...

"¡Hoy va a ser un buen día!" Usted sonríe y saluda a la gente al comenzar el día. Alguien le para, le pide consejos sobre cómo gestionar un desacuerdo. Usted escucha, ofrece apoyo y se abstiene de asumir su batalla. El tiempo pasa y el día transcurre tranquilamente hasta que una crítica airada pone fin a su buen ritmo. Es inesperada e hiriente. Respira hondo, se da un abrazo mental y evalúa si el problema debe tratarse en ese momento. Aunque el conflicto le haya tomado por sorpresa, sabe que tiene la fuerza y las habilidades necesarias para afrontarlo.

Aumente su capacidad de calma y resolución

Nuestra percepción del conflicto determina los estragos que este causará y las posibilidades de resolución. La combinación de ansiedad y conflicto tiene más probabilidades de cerrar puertas que de inspirar reacciones creativas. Imagínese que recorre un pasillo bien iluminado. Ve varias puertas abiertas y cuadros colocados artísticamente en las paredes. Le llaman la atención imágenes de gente sonriendo, flores brotando y animales retozando. De repente, una criatura furiosa se interpone en su camino. Las imágenes luminosas desaparecen y las puertas se cierran. La criatura furiosa domina lo que usted ve, piensa y siente.

Cuando solo vemos el conflicto como una amenaza, se convierte en una criatura furiosa que se apodera del camino. La ansiedad dispara nuestro sistema de lucha o huida, obstaculizando la capacidad de reaccionar de forma racional y creativa.[1] El miedo cierra de golpe las puertas a las posibilidades. Si contemplamos el conflicto de otro modo, podemos reducir el estrés y ampliar el potencial de cambio saludable. Seguimos viendo las paredes bien iluminadas, los cuadros de colores y las puertas abiertas incluso cuando los desacuerdos resultan amenazadores.

Considere las siguientes percepciones para disminuir la carga emocional del conflicto:

El conflicto es una parte natural de la vida: la historia está plagada de enfrentamientos que afectaron a personas de todos los continentes y surgieron de nuestras necesidades fundamentales de conexión e individualidad.[2] Siempre que trabajemos con personas que tienen sus propias percepciones, deseos e historias, tendremos que lidiar con conflictos.[3]

La resolución de los conflictos fomenta el bienestar: quizás sintamos el impulso de evitar los desentendimientos, pero los conflictos sin resolver propician la aparición de patrones destructivos en las familias, los equipos y las organizaciones.[4] Las disensiones arrastradas durante mucho tiempo acaban irrumpiendo con más volatilidad que si se hubieran tratado desde el principio.[5] Elija bien sus batallas, pero tenga en cuenta también cómo las viejas contiendas influyen en el camino actual.

El conflicto nos ayuda a descubrir verdades más importantes: al entrar en conflicto siempre tenemos solo una parte de la verdad.[6] Al igual que cuando nos topamos con un iceberg, nos parece que lo vemos todo, pero hay mucho debajo de la superficie que no alcanzamos a ver. Los desacuerdos pueden ayudarnos a aprender más sobre nosotros mismos, los demás y el mundo.

Los conflictos pueden ser transformadores: idealmente, promueven cambios y oportunidades saludables. Basta con pensar en la justicia social y otros avances resultantes de los conflictos. Ampliamos nuestra capacidad de lidiar con los desacuerdos cuando contemplamos el conflicto como una fuerza que conduce potencialmente a posibilidades nuevas y más saludables.[7]

Voces desde el terreno: Crea que el conflicto puede generar nuevas posibilidades.

"A veces, tenemos que trastocar la carreta. Cuando empecé, el equipo era disfuncional, así que me encargué de la reestructuración organizativa. Asigné a puestos de liderazgo a más mujeres que mostraban aptitudes, lo que causó un gran revuelo. Después de reorganizar y apoyar a las nuevas líderes, teníamos un equipo mucho más fuerte". Judith, coordinadora de servicios internacionales, Honduras

---

Si lo piensa bien, el conflicto no es el problema. La manera en que la gente afronta el conflicto lo convierte en problemático. Cuando vemos el conflicto únicamente como un obstáculo, disminuimos nuestra capacidad de resolver problemas.[8] Pero cuando lo percibimos como una parte natural de la vida y un modo de promover un cambio positivo basado en verdades más profundas, estamos en mejores condiciones de reaccionar de forma proactiva.

Pocas veces elegimos los conflictos que trastornan la vida, pero sí determinamos cómo reaccionar. Viktor Frankl, superviviente del Holocausto, señaló: "A una (persona) se le puede quitar todo salvo una cosa, la última de las libertades del hombre: elegir su actitud en cualquier circunstancia, elegir su propio camino".[9]

Nuestra manera de reaccionar determina si los desacuerdos serán constructivos o destructivos. Impulsaremos la conexión o la separación, perseguiremos la justicia o la opresión, y fomentaremos nuevos descubrimientos o un pensamiento inflexible.[10] El conflicto siempre involucra a más de una persona, pero solo controlamos nuestras reacciones. Si bien suele ser más fácil señalar los defectos ajenos, todos tenemos costumbres conflictivas poco saludables que crean barreras y cierran puertas.

La percepción es el primer paso para abrir las puertas a la resolución y la reconciliación cuando el conflicto se cruza en el camino. Digamos que ahora vemos el conflicto como una parte natural de la vida que puede promover una verdad más profunda y un cambio transformador. Entonces podemos dar el siguiente paso para lidiar con el conflicto de manera constructiva al identificar y reemplazar los patrones de comportamiento poco útiles.

> *La paz no es simplemente un objetivo lejano que perseguimos, sino un medio por el que llegamos a ese objetivo.* —Martin Luther King, Jr.

Reconocer y reemplazar las costumbres conflictivas poco útiles

Quizá nos sintamos tentados a acusar a otras personas cuando surge un conflicto, pero seremos más eficientes si nos esforzamos por desarticular nuestras propias costumbres conflictivas. Veamos un ejemplo con Mary y Jenna, empleadas del Community Health Center. Padres con bebés en los brazos, niños pequeños sentados en sus regazos y adultos de todas las edades abarrotaban la sala de espera. El personal corría de una cita a otra, tomando bocados de los almuerzos en ocasiones.

En medio de la agitación, Mary buscaba un medicamento que le había visto usar a Jenna. Agotada, culpó a Jenna de que faltara el vial. Después de regañar airadamente a Jenna, lo encontró escondido detrás de su propio microscopio, pero no dijo nada. Herida y enojada, Jenna compartió sus frustraciones con Carl, que luego evitó a Mary. Cada una de las personas de este triángulo emocional cayó en unas costumbres conflictivas causantes de una mayor ansiedad.

Mary, Jenna y Carl tienen trayectorias individuales únicas, pero sus comportamientos conflictivos son costumbres comunes.[11] Todos tenemos reacciones automáticas a las que recurrimos en situaciones de estrés, incluso cuando sabemos que no son las más eficaces. Identificar los comportamientos poco útiles nos da la oportunidad de desarrollar reacciones más saludables.

Nos beneficiamos más al centrarnos en nuestro propio funcionamiento, pero al ser conscientes de los patrones de comportamiento también podemos comprender a otros. Enfocarnos en los comportamientos más que en las personas nos ayuda a afrontar situaciones difíciles y a tratar las dinámicas sociales difíciles con más eficacia. Si reconocemos la imperfecta humanidad que se esconde detrás de los patrones de comportamiento poco saludables, frenaremos el salto emocional que nos lleva a una actitud defensiva.

Como cualquier costumbre, los hábitos conflictivos son difíciles de cambiar, sobre todo cuando estamos cansados y estresados. Las viejas costumbres quizá nunca desaparezcan del todo, pero cuanto más practiquemos y utilicemos reacciones más saludables, más fácil nos resultará. Examine las siguientes costumbres conflictivas para discernir cuáles suele utilizar y cómo cambiarlas.

Culpar: proyectar la culpa reduce la capacidad de contemplar otras perspectivas y de trabajar para encontrar soluciones.[12] Es un comportamiento al que se recurre con facilidad y que no requiere un autoanálisis. O, si solemos echarnos la culpa a nosotros mismos, no responsabilizamos a otros. Sea como fuere, la culpa aumenta la ansiedad y la división. Como demuestra el ejemplo de Mary culpando a Jenna, este comportamiento obstruye la resolución del problema real y perjudica las relaciones.[13]

Cambie la costumbre: deténgase cuando se le venga a la mente la culpa. Piense en la responsabilidad compartida y en los retos que hay que superar. En vez de echar culpas, céntrese en lo que hay que cambiar y elabore posibles soluciones. Mary habría podido evitar el conflicto si, antes de acusar a Jenna, hubiera buscado o pedido ayuda al personal para encontrar el medicamento.

Triángulos emocionales: cuando hay ansiedad entre dos personas, una de ellas o las dos pueden centrarse en una tercera persona o grupo.[14] La intención es reducir la ansiedad, pero en realidad aumenta la ansiedad, la disfunción y las actitudes negativas.[15] La decisión de Jenna de compartir su frustración con Carl puede haber reducido momentáneamente su estrés, pero aumentó la tensión entre Carl y Mary. Si Carl comparte sus preocupaciones acerca de las dos mujeres con otros compañeros, crea más triángulos y aumenta la reactividad del grupo.[16]

Cambie la costumbre: deje de hablar de otros. Cuando esté frustrado con alguien, hable directamente con esa persona o pida el punto de vista de alguien ajeno al grupo. Jenna podría haber aumentado el funcionamiento del grupo si hubiera hablado tranquilamente con Mary o con un amigo sensato que no estuviera relacionado con la clínica.

Evasión: todos debemos plantearnos cuáles son las batallas que vale la pena asumir, pero evitar crónicamente a las personas o los asuntos difíciles no lleva a ninguna resolución. El hecho de que Carl evite a Mary solo dificultará las cosas para ambos y tendrá una influencia negativa en la dinámica del personal. Si bien puede ser útil distanciarse del conflicto por un tiempo, hacerlo repetidamente aumenta la ansiedad y reduce la capacidad de manejar situaciones difíciles.[17]

Cambie la costumbre: ancle su sentido del yo en valores y propósitos importantes para encontrar el coraje de afrontar situaciones difíciles. Reduzca la ansiedad y amplíe las habilidades de comunicación para encarar los desafíos de un modo que le haga sentirse conforme. Dese tiempo para determinar si debe hacer un seguimiento y luego elabore una estrategia. Si Carl hubiera reconocido que no tenía que asumir las emociones de Jenna ni intentar solucionar el problema, no se habría visto obligado a evitar a Mary.

Enfoque ganador-perdedor: este método niega la infinidad de posibilidades de colaboración y transformación. Impone un tono más agresivo y divisivo, porque el objetivo pasa a ser conquistar en vez de aprender y crecer.[18] La perspectiva se centra en ganadores y perdedores. Nadie quiere perder. El hecho de que Mary y Jenna no hablaran pone de manifiesto este enfoque y la incapacidad de ver cómo el conflicto ofrece oportunidades de crecimiento.

Cambie la costumbre: antes de lanzarse al modo competitivo, recuerde que puede haber posibilidades que no pueda ver con facilidad. Para Mary o Jenna, iniciar una conversación respetuosa podría haber aumentado la probabilidad de un resultado positivo. Piense en términos de "ambos/y" en lugar de "uno u otro" para impulsar soluciones que beneficien a todos.[19] Fomente la creatividad para ampliar los procesos de pensamiento beneficiosos para todos.

Reacción exagerada rápida: una alta emocionalidad dificulta la reacción racional, porque la atención se centra en la ansiedad y no en el problema.[20] Mientras Mary, Jenna y Carl se centren en las emociones, resultará difícil reducir el estrés. Los niveles más altos de ansiedad reducen la capacidad de mantener la perspectiva y de trabajar con creatividad para encontrar soluciones. (Debido a los muchos retos que provoca, la reactividad emocional elevada se trata en la sección *Manejar las dificultades* de este capítulo).

Cambie la costumbre: aumente la autodiferenciación y la capacidad de regulación de las emociones. Si Mary, Jenna y Carl hubieran reconocido su propia responsabilidad emocional y se hubieran tomado tiempo para pensar en el problema, podrían haber reducido la ansiedad de todo el equipo.

Después de identificar los comportamientos poco útiles, podemos cambiar los patrones negativos. Defina cómo espera manejar las diferencias e imagínese cómo respondería al conflicto para reflejar su mejor yo equilibrado. Dese ánimos con un "¡Puedes hacerlo!" para emplear principios saludables y descubrir los aspectos positivos potenciales del conflicto.

APORTE LO MEJOR DE SÍ AL CONFLICTO

Al plantearse cómo afrontar un conflicto, incluya el trabajo que ha realizado para articular principios, valores y propósitos importantes. Recuerde la descripción que hizo de sí mismo en su mejor momento saludable e intégrela a la hora de lidiar con las diferencias. Recuerde sus factores emocionales desencadenantes y las maneras de desactivarlos.

- Describa cómo quiere reaccionar en los momentos de conflicto. ¿Cómo se ve esto física, emocional y cognitivamente? Sea específico.
- ¿Qué virtudes espera transmitir?

Repita las respuestas mentalmente. Practique con calma la gestión de los desacuerdos frente a un espejo o con una persona de confianza para descubrir el lenguaje corporal o el tono de voz que no le sean útiles. Al hacerlo, afirme la fortaleza que tiene para manejar situaciones difíciles. Con la repetición le resultará más fácil reaccionar con calma incluso cuando el conflicto le tome por sorpresa.

Utilice estrategias cuidadosas

Las estrategias de resolución de conflictos promueven las reacciones cuidadosas. Las presiones para lograr una resolución inmediata son muy comunes en el mundo actual y pueden descarrilar las respuestas reflexivas. Los socorristas Brenda y Luke conocen el beneficio de las reacciones rápidas al ayudar a otros, pero descubrieron que no sucede lo mismo con los conflictos. El equipo acababa de regresar de un siniestro múltiple. Las bajas temperaturas y la nieve se habían sumado al reto de rescatar a personas con lesiones que iban de leves a críticas. Los exhaustos miembros del equipo se dejaron caer en las sillas, mentalmente ansiosos por que terminara el turno.

Brenda, la supervisora del equipo, consultó los correos electrónicos y descubrió uno marcado como urgente. El mensaje describía en detalle una nueva política de horarios que exigía más tiempo de guardia y le pedía que informara a los empleados a la mayor brevedad posible. Sabía que habría quejas y temía decírselo a su equipo, pero decidió hacerlo de una vez. Brenda convocó al grupo y leyó el correo electrónico sobre los cambios de horario.

Luke, como todos los demás, estaba agotado y molesto. Encaró a Brenda delante del equipo y le gritó: "¡Eres una jefa pésima! ¡Nunca nos cubres las espaldas!" Brenda se quedó atónita y quiso gritarle a Luke, pero en vez de eso se fue a su despacho pegando un portazo. Por breve que fuera el enfrentamiento, el equipo quedó afectado por mucho tiempo.

Al examinar las siguientes estrategias, piense qué habría ayudado a Brenda y a Luke. ¿Qué estrategias le serían especialmente útiles? Tenga en cuenta que la cultura y el contexto importan, ya que establecen normas que determinan cómo entender y afrontar los conflictos. Debemos apartarnos de las normas culturales poco saludables, pero también hay que determinar cómo lograrlo de forma eficiente y con respeto.

Gestione el tiempo de manera proactiva: alejarse de la búsqueda de una resolución inmediata puede resultar difícil en una sociedad acostumbrada a las soluciones rápidas. Pero el tiempo bien empleado nos hace pasar de la reactividad a una proactividad ponderada. Genere un espacio para procesar el conflicto y comunique su intención de tratar el problema en un momento determinado. Es posible que los demás no perciban el beneficio de hacerlo, pero déjeles saber que el asunto es lo suficientemente importante como para dedicarle su tiempo. La capacidad de encarar un problema con racionalidad y creatividad será un regalo para todos los implicados.

UTILICE EL TIEMPO COMO UN ALIADO, NO COMO UNA ESCAPATORIA

Cuando lidie con un conflicto, elija un día y una hora con más posibilidades de producir resultados positivos. Utilice el tiempo de forma proactiva para:

- Disminuya la ansiedad.
- Anclarse en valores, virtudes y propósitos personales y organizativos.
- Definir el problema.
- Juntar información.
- Desarrollar posibles soluciones y respuestas.
- Practicar las respuestas que reflejen su mejor yo equilibrado.

Empiece por el denominador común: encontrar puntos en común ayuda a que todo el mundo se sienta cómodo y promueve la cooperación.[21] Esto puede ser un propósito compartido o una conexión definida por la relación, la organización o la sociedad que promueva un enfoque en intereses compartidos y reduzca la perspectiva de ganadores-perdedores. La cooperación basada en objetivos mutuamente beneficiosos es mucho más constructiva que la imposición de una actitud que solo resulte útil para unos pocos.[22] Vuelva con frecuencia al propósito y a los objetivos compartidos.

Escuche activamente: la escucha activa implica detener sus propios pensamientos para escuchar y luego repetir lo que ha oído.[23] Por muy sencillo que parezca, es complicado porque pocas veces escuchamos sin analizar, comparar o formular respuestas. Repetir lo que ha oído no significa que esté de acuerdo, pero sí transmite que le importa lo suficiente como para escuchar. Explique las limitaciones de tiempo al principio de la conversación para promover una escucha atenta.

Aclare con calma: clarifique los asuntos con preguntas abiertas en vez de dar por sentado que todo el mundo se enfrenta al mismo problema. Defina concisamente lo que usted considera el punto de conflicto. Las explicaciones específicas reducen la actitud defensiva y facilitan la resolución del problema.[24] Hable de la forma menos ansiosa posible para ayudar a la(s) otra(s) persona(s) a entender su perspectiva. No presuponga que todos ven los problemas de la misma manera que usted. Al haber conflicto, es probable que perciban la situación de otro modo y tengan poco o ningún conocimiento de su perspectiva.

Hable en nombre propio: hable solo por usted. Al asumir la responsabilidad de nuestros propios sentimientos, pensamientos y experiencias, es menos probable que echemos la culpa a otros y que nos mostremos agresivos.[25] Por ejemplo, decir "me siento triste" en lugar de "me pones triste" tiene muchas más probabilidades de propiciar una resolución positiva del problema. Las declaraciones en nombre propio se centran más en su reacción ante lo que ha sucedido que en acciones ajenas, y es más probable que se las escuche porque no atacan el sentido del yo de otros.

Céntrese en lo positivo: fomente una perspectiva constructiva al enfocarse en lo positivo siempre que sea posible. Identifique lo que considera bueno en vez de quedarse estancado en lo que está mal. El positivismo favorece las conversaciones abiertas y la cooperación.[26] Una perorata sobre lo negativo puede resultar opresiva y disminuir las esperanzas de llegar a una resolución.[27] Es mucho más eficiente ofrecer una dirección y un refuerzo positivos.

Preste atención a las señales no verbales: *La manera* de hablar puede comunicar más que lo que decimos. Esté atento al lenguaje corporal y al tono de voz. Cuando se siente a la defensiva o agresivo, ¿en qué posturas o costumbres verbales tiende a caer? Pida a una persona de confianza que le describa cómo suele reaccionar o grabe en video situaciones de juego de rol. Sustituya las señales no verbales, ya sea agresivas o defensivas, con otras que comuniquen calma. Tenemos más probabilidades de transmitir tranquilidad cuando el lenguaje corporal y la voz reflejan nuestras palabras.[28]

Llegue a un acuerdo cuando sea posible: deje entrever una resolución beneficiosa para todos llegando a un acuerdo cuando pueda hacerlo. Un propósito o un denominador común constituyen una base importante para alcanzar una resolución. Cada vez que se expresa un acuerdo genuino, se reafirman todas las perspectivas y se avanza hacia la cooperación.[29]

Tenga soluciones potenciales, pero manténgase abierto a otras posibilidades: podemos iniciar un proceso de resolución con acciones potenciales en mente, pero es solo un punto de partida. Si nos aferramos demasiado a nuestras ideas iniciales, tenemos menos probabilidades de escuchar y participar en la resolución mutua de problemas. Tolerar la ambigüedad favorece una actitud abierta a las soluciones inesperadas y al pensamiento creativo.

Recurra a la mediación: en un mundo ideal, podemos resolver los conflictos e incluso convertirlos en oportunidades de crecimiento. Lamentablemente, la vida no siempre funciona así. La mediación favorece la comprensión y la apertura en situaciones muy conflictivas.[30] Si el conflicto parece peligroso o amenazador, pida ayuda adecuada de inmediato.

¿Qué estrategias cree que podrían haber utilizado Brenda y Luke para promover la resolución y no el conflicto? Como jefa, Brenda tenía la responsabilidad de dirigir el proceso con integridad, representando de forma positiva la organización. Luke también tenía el deber de interactuar con madurez y respeto. Ambos se habrían beneficiado de tomarse un tiempo para pensar y basar sus respuestas en principios importantes. Las reacciones motivadas por un objetivo común, como el bienestar del equipo y de los clientes, tienen más probabilidades de producir una resolución transformadora que las reacciones emocionales.

Podemos lidiar con los desacuerdos de forma saludable cuando nos basamos en lo importante y contamos con estrategias de conflicto prácticas. Ejercemos una influencia positiva en los equipos si regulamos nuestras reacciones emocionales y creemos que el conflicto puede conducir a un cambio saludable. Las distintas dinámicas existentes pueden dificultar el manejo de los conflictos, pero hay formas de gestionar los momentos más difíciles de nuestro camino.

Manejar las dificultades

¿Se ha enfrentado alguna vez a cualquiera de las siguientes complicaciones en un conflicto?

- La reacción de alguien le pareció desproporcionada en relación con lo ocurrido.
- Le pareció que debía tener cuidado con alguien, porque sus reacciones incluso ante retos sencillos eran desconcertantes.
- El conflicto se trató y se resolvió, pero la otra persona parece atascada en el desacuerdo.
- Tuvo miedo de tratar un asunto, porque la persona a la que debe confrontar tiene autoridad y puede complicarle la vida.

Ante tales escenarios, el conflicto puede verse más bien como enfrentarse a una montaña que a un bache en el camino. Entre las dinámicas difíciles más comunes que la gente ha compartido conmigo se encuentran el trato con personas muy emocionales y las diferencias en materia de poder. Una mirada a cada escenario puede aclarar qué estrategias son más útiles y hacen que la montaña parezca más pequeña.

Voces desde el terreno: Resístase a cargar con los conflictos ajenos.

"Tengo que lidiar con conflictos todos los días, ya sea para que alguien cumpla las normas de seguridad o porque otra persona está gritando a los demás porque se han llevado demasiada comida. En la población vulnerable con la que trabajo, la gente puede ponerse agresiva y no sabes cuándo va a pasar. Trato de que la gente se responsabilice de sus propios conflictos y comportamientos, pero no es fácil". Scott, líder de una organización sin ánimo de lucro, Estados Unidos

Maneje con calma la reactividad emocional elevada

¿Alguna vez le parece que alguien con el que trata está a punto de explotar, pero no sabe qué encenderá su mecha? Incluso las personas más tranquilas tienen momentos en los que les resulta difícil no angustiarse, pero las que viven con emociones exacerbadas atraviesan los conflictos con mayor intensidad.[31] Tienen una reacción emocional rápida que se impone al pensamiento racional.[32] La intensidad de su reacción suele ser desproporcionada con respecto a lo ocurrido.

Las personas con una alta reactividad emocional tienen dificultades para volver a su línea de base emocional o a un estado de calma. Estas vulnerabilidades suelen generar una mezcla de culpa y vergüenza, lo que produce un ciclo de reactividad emocional. Pruebe estas estrategias útiles para situaciones de alta reactividad.

Regule sus propias emociones: recuerde que nuestra presencia influye en la disminución o el aumento de la ansiedad. Valide de forma consciente su propia experiencia emocional a la vez que separa intencionadamente sus emociones de las ajenas.[33]

Respete los límites saludables: las personas altamente reactivas tienen dificultades con los límites, porque prevalecen las necesidades emocionales.[34] Los límites promueven la sostenibilidad para todos, así que no los cambie para adaptarse a la reactividad excesiva. Articule los límites de la manera menos ansiosa posible y explique que promueven una resolución saludable.

Escuche de forma activa y valide: no intente cambiar opiniones que usted considera poco razonables, porque eso solo exacerbará la situación.[35] Utilice la escucha activa y ofrezca validación al encontrar algo en la experiencia de la otra persona con lo que usted pueda identificarse. Esto no equivale a darle la razón, pero demuestra interés. Después intente pasar a la resolución del problema. Repita la escucha activa y la validación cada vez que las emociones se disparen.

Voces desde el terreno: Cree un cambio positivo en medio de una dinámica difícil.

"En la enfermería, hay una diferencia de poder. Por este motivo, ayudar a otros puede ser un reto y el problema se acentúa en los sistemas donde las enfermeras se han visto menospreciadas. Creamos un cambio positivo cuando el respeto supera las diferencias de poder". Laurie, enfermera, Estados Unidos

Gestionar las diferencias de poder

Los conflictos se complican cuando hay diferencias de poder. Quizá sepamos que es importante tratar un asunto, pero contradecir la autoridad de otra persona puede parecernos un salto al vacío. La lealtad a una organización o a una causa no significa obedecer sin tener conciencia.[36] Los miembros eficaces de un equipo se mantienen centrados en un propósito común y comparten reflexivamente sus ideas con valentía, incluso cuando discrepan con personas de mayor autoridad. Los valores personales y organizativos ayudan a orientarnos cuando necesitamos expresar una opinión contraria.

Veamos algunos pasos facilitados por Ira Chaleff para contrarrestar la autoridad con inteligencia:[37]

1. Comprenda y aplique la misión, los valores y los objetivos del grupo a la resolución de problemas.
2. Obtenga información para clarificar el problema.
3. Determine las posibles soluciones y repercusiones.
4. Opte por cumplir o resistir y ofrezca alternativas aceptables.
5. Esté preparado para aceptar la responsabilidad personal de su decisión, ya que deberá rendir cuentas incluso después de seguir la orden de otra persona.

Las diferencias de poder y la alta emocionalidad aumentan los desafíos del conflicto, pero no tienen por qué detenernos en el camino. Podemos superar los retos con mayor facilidad cuando nos mantenemos anclados en el propósito y los valores. Como ayudantes, trabajamos con una hermosa variedad de personas que amplían las posibilidades de encontrar sentido y conflicto. A veces, la gente a la que ayudamos nos arrastra en sus conflictos. Podemos brindarles apoyo a la vez que respetamos unos límites saludables.

Ayude a otros a afrontar los conflictos

Podemos ayudar a otras personas a lidiar con los conflictos sin salirnos de nuestro propio patio. Vuelva a plantearse la metáfora del patio que ilustraba los límites y las responsabilidades. Cada persona tiene su propio patio vallado que encierra responsabilidades personales como la felicidad, el propósito y el bienestar. ¿Se acuerda de lo que hay en su patio? Ahora, piense dónde pertenecen los conflictos de otras personas.

Incluso cuando sabemos que no somos responsables de los conflictos ajenos, resulta difícil desafiar el impulso de desarrollar una resolución. Podemos creer que estamos ayudando, pero en realidad reducimos el potencial individual y grupal.[38] Aumentamos la eficacia general del grupo si apoyamos a las personas para que asuman sus propias responsabilidades.

Veamos algunos consejos para ayudar a otros a lidiar con los conflictos.

1. Dé ejemplo de comportamientos sanos ante los conflictos y de habilidades de comunicación.
2. Escuche y haga preguntas abiertas.
3. Resístase a participar en conversaciones negativas.[39] Reoriente la conversación para tratar comportamientos y soluciones.
4. Comparta perspectivas que apacigüen el conflicto y lo replanteen como una oportunidad.

5. Apoye a otros con ánimos y enseñanzas.
6. Fomente la ayuda por mediación en el caso de un conflicto tenso y atascado. Los mediadores ofrecen orientación sin asumir el trabajo de resolución.[40]

Una de las percepciones más poderosas que aportamos al conflicto es el potencial de reconciliación. Debemos creer en la posibilidad de la armonía para ayudar a los demás a ver y escuchar nuevas posibilidades en sus trayectorias.

Voces desde el terreno: Promueva la amabilidad y el respeto.

"Las culturas organizativas pueden volverse negativas con muchos conflictos, gritos y tratos hostiles. Los líderes deben crear de forma intencionada un entorno en el que se apliquen los valores fundamentales. Todos tenemos un papel que desempeñar a la hora de promover la amabilidad y el respeto". Douglas, veterinario, Canadá

Abra nuevas posibilidades para avanzar

La reconciliación trasciende la resolución para abrir paso a nuevas posibilidades.[41] Corrie ten Boom, superviviente del Holocausto, describió el poder de la reconciliación que vivió en una interacción con un antiguo guardia de las SS que la oyó hablar sobre el perdón después de la Segunda Guerra Mundial. Cuando él le dio las gracias por su poderoso mensaje y dio la mano, ella se sintió invadida por un aluvión de recuerdos.

Veía a los guardias armados burlándose de ella, las montañas de ropa desechada y el rostro pálido de su hermana Betsy. Una vez más, sintió el dolor intenso de la muerte de Betsy. Corrie no pudo darle la mano hasta que rezó pidiendo la capacidad de perdonar. Escribió: "Cuando le di la mano, ocurrió algo increíble. Desde mi hombro, a lo largo de mi brazo y a través de mi mano, parecía que una corriente pasaba de mí a él, mientras que en mi corazón brotaba un amor casi arrollador por ese desconocido".[42]

La reconciliación que Corrie ten Boom vivió supuso la curación y una forma de seguir adelante. No incluyó la aceptación de lo sucedido.[43] La reconciliación no implica una disculpa simbólica y el mantenimiento de un entorno perjudicial. Más bien, aporta un nuevo camino, pavimentado con perdón, paz y esperanza.[44] Desmond y Mpho Tutu observaron: "El perdón abre la puerta a la paz entre los seres humanos y abre el espacio para la paz en el interior de cada persona".[45]

Por mucho que queramos buscar la reconciliación, algunas personas simplemente no pueden o no están interesadas en hacerlo. Cuando pasa esto, nos toca lidiar con las consecuencias y procesar lo sucedido para seguir nuestro propio camino con perdón. El conflicto forma parte de la vida, pero no tiene por qué ser la fuerza principal que dicte hacia dónde va su camino y cómo es.

Seguir adelante con un conflicto sin resolver suele incluir una pérdida: otra realidad de la vida que trastorna nuestro mundo. Vivimos la pérdida en distintos niveles y casi siempre nos cambia el escenario. Ahora nos centraremos en la recuperación tras las pérdidas y en ayudar a otros a hacerlo también. Incluso cuando el conflicto y la pérdida nos golpean de improviso, podemos seguir adelante con resiliencia.

GUÍA DE ESTRATEGIAS PARA PROSPERAR

1. Fomente una perspectiva del conflicto como parte natural de la vida que puede sacar a la luz verdades importantes y propiciar cambios positivos.
2. Identifique los comportamientos conflictivos poco útiles que suele utilizar y reemplácelos por reacciones saludables.
3. Al afrontar los conflictos, refleje valores, virtudes y propósitos importantes.
4. Utilice estrategias de resolución de conflictos.
5. Gestione el tiempo como un aliado.
6. Emplee estrategias sensatas para gestionar situaciones conflictivas difíciles que impliquen diferencias de autoridad o personas muy emocionales.
7. Ayude a los demás a afrontar los conflictos sin asumir su responsabilidad.
8. Promueva una actitud abierta hacia la reconciliación.

Preguntas de diálogo

¿Cómo se ve afectado su papel por los conflictos?

¿Por qué es difícil manejar los enfrentamientos?

¿Qué puede hacer para que el conflicto parezca menos amenazador y más transformador?

¿Tiene algunos ejemplos positivos de resolución de conflictos?

¿Cómo puede ayudar a su familia o a su equipo a lidiar con los conflictos de una forma más saludable?

¿Le gustaría analizar otros conceptos o habilidades de este capítulo?

Capítulo 7

CÓMO RECUPERARSE DE UNA PÉRDIDA

Podemos ayudarnos a nosotros mismos y a otros a encontrar la manera de seguir adelante con esperanza después de una pérdida.

Llevar esperanza

Las pérdidas, como los conflictos, crean nubes con las que resulta más difícil ver la belleza en el camino del cuidador. La esperanza puede desaparecer en apariencia cuando nos sentimos impotentes para cambiar las circunstancias, pero siempre podemos mantener esa luz para los demás. Lisa, una bombera, se enfrentó a una mezcla de tragedia e impotencia al contemplar al bebé que ella y su equipo intentaban resucitar.

El bebé llevaba el mismo pijama suave de una pieza con el que Lisa vestía a veces a su hijo. Con las luces destellando y las sirenas a todo volumen, ella y su equipo se habían apresurado a llegar a ese domicilio tras recibir una llamada de emergencia de la madre, en estado de pánico. Su bebé no se despertaba. Lisa abrazó entre lágrimas a la madre desconsolada cuando quedó claro que no podían resucitar al bebé.

Mientras el equipo se dirigía solemnemente de vuelta a la estación, Lisa se vio abrumada por las preguntas. "¿Por qué yo, una madre primeriza, tenía que asistir a una llamada tan traumática?". Pensó: "¿Y si tuviera que soportar semejante pérdida?". Las preguntas persistían cuando Lisa volvió a casa y contempló a su bebé mientras sonreía y daba patadas.

Un año más tarde, Lisa y su equipo respondieron a la activación de una alarma de humo en la misma casa. En cuanto la madre la vio, le dio un fuerte abrazo a Lisa. Le agradeció su apoyo el día en que murió su bebé. "Todo quedó claro", dijo Lisa, "esa mujer necesitaba a otra madre que la abrazara y llorara con ella en su momento de dolor más profundo. Yo no podía cambiar el hecho de que su hijo hubiera muerto, pero sí podía ayudarla a encontrar consuelo sabiendo que no estaba sola."

Nosotros, como Lisa, podemos mantener la luz de la esperanza en medio del dolor, incluso cuando nosotros mismos no podemos verla en los momentos de pérdida. Las pérdidas que nos cambian la vida y que presenciamos y sufrimos marcan nuestro camino de maneras impredecibles, pero aun así podemos encontrar fuerza y curación. ¿Qué pérdidas han alterado su mundo? Y lo que es igual de importante, ¿cómo ha sido después la capacidad de resiliencia? Sé cómo las experiencias de duelo pueden cambiar vidas después de décadas de acompañar a personas que sufren pérdidas y de vivir las mías propias.

Las muertes de personas y animales queridos suelen ser las primeras pérdidas que recordamos. Pero podemos atravesar una gran variedad de pérdidas que nos cambian la vida, como el final de una relación, la jubilación de una carrera o cambios en la salud. Presenciar el trauma de otras personas puede llevarnos a perder los ideales, la seguridad y la confianza. No cabe duda: las pérdidas duelen. No podemos borrar el dolor, pero sí podemos recuperarnos de la pérdida tomando de la mano a otras personas en sus momentos difíciles.

Los momentos cuando acompañamos a otros en medio del dolor pueden ser agobiantes, pero también profundamente significantes. Shannon, veterinaria, señaló: "A menudo nos enfrentamos a la muerte. Un día ayudé a seis familias a encarar la pérdida de sus mascotas. Puede ser muy duro, pero es una bendición estar ahí para los animales y las personas en los momentos difíciles". La carga se hace más pesada cuando nuestro propio dolor se suma a la complejidad de ayudar a otros a lidiar con una pérdida.

Las pérdidas afectan el panorama de la vida, ya que cambian realidades, objetivos, esperanzas, papeles y sueños. Nuestra manera de gestionar el duelo afecta directamente la sostenibilidad de los roles. Analicemos las formas de ayudarnos a nosotros mismos y a otros a recuperarse de una pérdida. Examinaremos la resiliencia y el proceso de duelo, así como la forma en que influye la cultura en la curación. Quizá no podamos borrar los colores difíciles del duelo, pero sí podemos aprender a ver los tonos vibrantes de la esperanza en medio de todo.

Resiliencia en acción: Imagínese...

Su mundo ha cambiado. Una pérdida le ha afectado profundamente. El dolor se ve amplificado por una revivencia emocional de las pérdidas del pasado. Por muy duro que sea, usted sabe que habrá una nueva normalidad en la que brotará la esperanza. Reconoce la montaña rusa de emociones y se abraza a sí mismo con compasión. El apoyo de los demás le sostiene cuando le cuesta mantenerse en pie por sí solo. Aunque la vida parezca diferente, usted ve un nuevo camino con una fuerza y un propósito renovados.

Supere las normas culturales poco saludables

La cultura influye en todos los aspectos de la vida, incluso en cómo vivimos una pérdida. A veces tenemos que superar normas culturales poco saludables para fomentar la curación. Lo comprobé mientras oficiaba el funeral del cabecilla de una banda de motoristas. Después de aparcar mi furgoneta azul en medio de un mar de motocicletas, me abrí paso lentamente por la abarrotada funeraria.

Cientos de motociclistas de aspecto aguerrido, vestidos con cuero negro y cadenas, se habían reunido para rendir homenaje a un amigo que había muerto trágicamente. La mayoría llevaban pañuelos rojos en la cabeza y parches en sus chaquetas que decían cosas como " ¡Vete a la mierda!". A pesar de su aspecto duro, los miembros de varias bandas se abrazaron, lloraron y expresaron palabras de cariño.

Durante el servicio, el jefe de una banda, que sobresalía a mi lado, habló cariñosamente de su amigo. Antes de terminar, este hombre aguerrido lloró. Le puse suavemente la mano en el hombro y me dio un abrazo muy fuerte. Los tipos duros lloran, y no hay que avergonzarse de eso. El servicio conmemorativo desmoronó una serie de suposiciones y estereotipos culturales.

Los muros sociales que separaban a los grupos se esfumaron para dejar paso al respeto mutuo, la atención y la expresión emocional. Podemos ofrecer un apoyo auténtico y afectuoso en nuestra expresión humana compartida del duelo, sea cual sea la cultura en que vivamos y trabajemos. Nuestra comprensión del duelo se ve influida por las normas culturales organizativas o sociales, pero estas no deben limitarla.

La cultura es una fuerza formidable que incluye reglas no escritas sobre lo que es y no es apropiado.[1] Consiste en conjeturas sobre la forma correcta de pensar, percibir, sentir y afrontar los retos.[2] Las culturas que valoran a los ancianos, a las generaciones pasadas y al mundo natural ofrecen formas valiosas de honrar la vida y procesar el duelo. Las culturas sociales y organizativas que condenan la expresión emocional complican más el duelo. Cuando la cultura perjudica en vez de ayudar, podemos superar los estereotipos y las normas que se interponen en el camino de la curación.

Voces desde el terreno: Supere las expectativas poco saludables.

"Durante gran parte de mi carrera, intenté entender qué debía ser como bombero. Suelo expresar emociones con más facilidad, pero los primeros modelos de conducta trabajaban con esa actitud de que había que ser duro y no mostrar emociones. Más adelante en mi carrera, conseguí ser yo mismo, y eso me hizo sentir bien". Mark, bombero, Estados Unidos

Los líderes desempeñan un importante papel a la hora de motivar a los miembros del equipo a procesar el duelo cuando interfieren las normas culturales. Charles, paramédico, explicó: "Somos seres humanos. Atender a seres humanos en crisis nos va a afectar. Dar a los intervinientes la oportunidad de compartir después de un acontecimiento traumático ayuda muchísimo. Los líderes que te permiten compartir sus emociones demuestran preocupación y crean un entorno más sostenible."

Si se encuentra en una cultura que reprime las expresiones de pena, busque personas con las que pueda compartir sin riesgo. Desarrolle una comprensión básica de las reacciones típicas de duelo para promover la aceptación y la resiliencia. Quizá tengamos que aceptar la formidable fuerza de la cultura, pero también podemos encarar el duelo con honestidad para promover la curación y la resiliencia.

Voces desde el terreno: Afronte la pérdida con dignidad.

"En la cultura de los pueblos nativos de los Estados Unidos hay una gran conexión con los animales. Todos formamos parte del círculo de la vida. La muerte también es parte de este círculo. Cuando trabajo en un centro de cuidados paliativos, soy veterinaria, trabajadora social y presencia espiritual. Es un honor estar con las personas y los animales en el momento de la muerte. Tenemos que dedicar más tiempo a ayudar a la gente y a los animales a afrontar el final de la vida con dignidad y luego a celebrar su vida después de que hayan muerto." Raye, veterinaria, Estados Unidos

---

Conecte la resiliencia con las etapas del duelo

La resiliencia y el duelo van de la mano para ayudarnos a recuperarnos de una pérdida.[3] Steve y yo lo vivimos cuando murió su madre. Ruth hacía el mejor pan casero. Después de oler el rico aroma que llenaba la casa, me encantaba comer un trozo cuando todavía estaba caliente.

El Alzheimer fue cambiando poco a poco lo que podía hacer mi suegra inteligente y capaz. Fue desgarrador cuando ya no podía recordar cómo encender el horno o llamarnos por el nombre. Después de pasar años despidiéndonos de la persona que conocíamos, Ruth falleció. La anticipación de su muerte fue un proceso de duelo en sí mismo, pero después de la última despedida, aún tuvimos que recorrer el difícil camino del duelo.[4] Nos tocó vivir la montaña rusa emocional, oscilando entre los recuerdos felices, la tristeza y otros fragmentos del duelo.

El duelo es el proceso natural por el que pasamos para sanar y aceptar la nueva realidad de la vida después de una pérdida.[5] Nos impulsa a desprendernos del pasado, a recordar con amor y no con dolor, y a esforzarnos por construir un nuevo futuro.[6] La forma en que sufrimos las pérdidas es tan personal como el camino que recorremos.[7] No hay ningún calendario, ninguna secuencia ni experiencia habituales para la sanación. Algunas personas tienen reacciones intensas, mientras que otras afrontan una recuperación más gradual.

El proceso del duelo suele implicar una oscilación entre emociones.[8] A veces nos sumergimos profundamente en el dolor y después tenemos momentos en los que nos despejamos y volvemos a conectarnos con el mundo. Los momentos más livianos no disminuyen la profundidad de la pérdida, pero sí nos alivian y hacen que el duelo sea más tolerable. Podemos abandonar las nociones preconcebidas de cómo hay que sentirse después de una pérdida y aprovechar los momentos de resiliencia que nos ofrecen atisbos de esperanza.

"El duelo es como un valle largo", explicaba C.S. Lewis, "un valle sinuoso donde cualquier recodo puede revelar un paisaje completamente nuevo".[9] El proceso de recuperación es impredecible, pero puede incluir ciertos elementos que se suelen vivir después de una pérdida.[10] Por extraño que parezca, elementos del duelo como la mezcla emocional, la negociación, el recuerdo y la aceptación nos ayudan a encontrar resiliencia y a avanzar hacia un nuevo futuro.

Mezcla emocional: el proceso de duelo incluye una variedad de emociones. Al principio puede haber conmoción y aturdimiento cuando una pérdida es demasiado difícil de procesar de repente.[11] La negación se asoma en los momentos cuando esperamos ver a un ser querido pasar por la puerta o cuando anhelamos despertarnos de una pesadilla. El proceso de entrar y salir de la etapa de la negación es la forma que tiene la naturaleza de hacernos sentir tanto como podamos soportar.

Al igual que la negación, la ira nos ayuda a prepararnos para manejar emociones más difíciles de procesar. La rabia asociada a la pérdida no siempre tiene sentido, pero suele surgir porque tenemos más experiencia en regularla.[12] A veces la rabia que sentimos es simplemente una plataforma en la que apoyarnos tras la caída libre inicial de la pérdida y no oculta ninguna razón más importante.[13]

La negación y la ira suelen ceder el paso a la tristeza, la culpa y la soledad. Por muy difícil que pueda ser, la tristeza significa que nos conectamos de forma significativa con quien o con lo que perdimos. La tristeza puede parecer aplastante, pero fluctuará y menguará con el tiempo.[14] La tristeza se complica cuando los sentimientos de culpa y soledad se suman al paisaje. Podemos sentirnos culpables aunque nada se hubiera podido hacer de otra manera, y la soledad puede manifestarse a pesar de estar rodeados de otras personas.[15]

Sentimos emociones de todos los colores, que dirigen nuestra atención hacia el interior para que podamos reflexionar con mayor profundidad, cuidarnos y adaptarnos a una vida diferente.[16] Esta importante labor de atravesar el duelo nos ayuda a encontrar y desarrollar la resiliencia. Los momentos de esperanza, gratitud y felicidad brindan oportunidades de respiro de la ardua tarea, así como atisbos de recuperación tras la pérdida.

Voces desde el terreno: Permítase sentir.

"Cuando un paciente que luchaba contra la depresión se suicidó, tuve la fuerte sensación de que tenía que haber hecho algo distinto. A pesar de que hice todo lo posible, seguía sintiendo que había algo que tendría que haber hecho para evitarlo. La familia también pasaba por lo mismo. Necesitaba acompañarles en ese espacio del 'debería haber hecho' creado por los sentimientos de culpa y tristeza". Faris, médico, Estados Unidos

---

Negociación: es algo natural querer que la vida vuelva a ser como antes, así que no es de extrañar que la negociación forme parte del duelo. Incluso cuando sabemos que la pérdida es irreversible, podemos tratar de negociar con nosotros mismos, con Dios o con los demás. Negociaciones como "Si vivo de otra manera, ¿podré despertar de esta pesadilla?" o "Si hago algo bien, entonces no perderé a nadie más" pueden darnos un respiro del intenso dolor y ayudarnos a avanzar hacia otras etapas del duelo.[17]

Recordar: compartir historias y recuerdos resulta particularmente curativo.[18] Las lágrimas formarán parte de esta etapa, pero también las sonrisas. Permítase reír y recordar con alegría cuando sienta el impulso de hacerlo. Los momentos de alegría no eliminan todo el dolor, pero nos recuerdan que la tristeza no va a durar para siempre. Recordar nos lleva a pensar en cómo aquellos que perdimos nos tocaron la vida y cómo las relaciones siguen marcando nuestro camino.

Aceptación: reconocemos la realidad y la permanencia de nuestra pérdida a medida que nos recuperamos.[19] Esto no significa que nos sintamos conformes con lo sucedido, pero sí indica la aceptación de que nuestro mundo ha cambiado. Nos damos cuenta de que no tenemos que renunciar a lo que somos y que solo debemos adaptarnos a un nuevo futuro. La aceptación no es una etapa final, sino que aparece y desaparece intermitentemente hasta que nos adaptamos por completo a una nueva norma.[20] La aceptación no disminuye una pérdida, sino que implica extraer el significado de la pérdida para poder invertir en planes, objetivos y relaciones futuras.

> *Todas y cada una de las pérdidas entrañan la posibilidad de cambio, crecimiento, nuevas perspectivas, comprensión y refinamiento, todas ellas descripciones positivas y palabras de esperanza. Pero suelen estar en el futuro y no logramos ver tan lejos cuando estamos en medio de nuestro dolor.* —H. Norman Wright

Por muy difícil que pueda ser la pérdida, la resiliencia es la norma, no la excepción.[21] Pero para algunas personas el duelo afecta su funcionamiento durante varios años por lo menos o es tan intenso que se vuelve autodestructivo. Cuando pasa esto, los profesionales de la salud mental desempeñan un papel importante para ayudarnos a seguir adelante en el camino de la vida. Conseguir ayuda en el camino hacia la recuperación demuestra fortaleza y sabiduría, no debilidad.

La recuperación tras una pérdida no es una conclusión puntual, sino un proceso.[22] Cuando sufrimos nuevas pérdidas, es normal que las anteriores agraven el duelo. No superamos las pérdidas importantes como si nada: se convierten en parte de nuestro camino. La resiliencia no significa desarrollar una vida sin dolor, sino recuperar la capacidad de promover la sanación y prosperar con los cambios que acarreamos.

Promueva la recuperación

Podemos fomentar la curación en el proceso de duelo de forma proactiva. No pude suprimir la tristeza tras la muerte de Toivo, el querido perro de mi hija, pero sí logré promover la recuperación. El cáncer consumió agresivamente a nuestro feliz labrador amarillo de cinco años que cazaba palos. Tras su muerte, hice un libro lleno de fotos y lecciones de Toivo, entre las cuales:

- La vida es un don. Encuentre la alegría. Sonría y mueva la cola incluso cuando resulte difícil.
- Aprecie los placeres sencillos.
- La vida no se centra solo en el destino. Disfrute del viaje.
- Respétese a sí mismo. Respete a los demás. Respete al mundo.
- Ame tanto que, cuando ya no esté, sus seres queridos sepan amar mejor.

- Recuerde: siempre hay esperanza.

Sophie, Steve y yo nos reímos, nos abrazamos y lloramos al ver las fotos... Toivo colándose en las fotos de la graduación de Sophie y comiendo helado en la playa. Compartimos historias sobre Toivo que miraba por la ventana y besaba a Sophie cada vez que volvía a casa. Dimos gracias por su presencia en nuestras vidas y por tenernos el uno al otro. Hacer el libro y compartir recuerdos fue algo terapéutico.

No podemos borrar el dolor de la pérdida, pero sí podemos ayudarnos a nosotros mismos y a los demás a avanzar en la recuperación. El tiempo dedicado a actividades curativas fomenta la resiliencia y la sostenibilidad de los roles. Al contemplar las siguientes sugerencias, tenga en cuenta las influencias culturales y las tradiciones. ¿Qué le servirá para atravesar el duelo y ayudar a otros a hacerlo también?

Cuídese: coma algo caliente, dese un baño o salga a pasear. Ocuparse de las necesidades básicas aumenta nuestra fuerza y resiliencia para hacer frente a las exigencias del duelo.[23] Incluya oportunidades de autocompasión y dese un abrazo. Si agravamos nuestro sufrimiento no aumentamos la importancia de una pérdida, sino que nos resulta más difícil respetarla.[24] El autocuidado no es egoísta: es una obligación.

Exprésese y comunique: llore, hable con un amigo, acuda a un consejero de duelo y escriba en un diario. La expresión de emociones, pensamientos y recuerdos es una de las mejores formas de promover la recuperación. Compartir el dolor con otros fortalece nuestras relaciones. Dar voz a los recuerdos y sentimientos nos ayuda a comprender lo que nos cuesta asimilar y nos permite recordar lo importante.[25]

Permítase disfrutar de momentos felices y esperanzadores: ríase al recordar algo divertido. Hay muchas emociones difíciles, así que es importante permitirse ratos más livianos. Los momentos de esperanza y felicidad nos ayudan a realizar el arduo trabajo del duelo y a darnos cuenta de que el futuro tiene posibilidades.[26] Nos ayudan a abandonar los patrones de pensamiento negativos para pasar a los positivos.[27] El modo en que vivamos tras la muerte de un ser querido no solo es un testimonio de su influencia en nuestras vidas, sino también un indicador de cómo respetamos su presencia en el camino que nos queda por recorrer.

Recurra a la fe: medite, rece, lea textos inspiradores y pase tiempo con personas que le den aliento espiritual. La creencia en una presencia divina significa abrirse a lo que no comprendemos y renunciar a la necesidad de control. Abre la puerta a posibilidades de conexiones sagradas y a la vida del más allá. Los momentos cuando lo extraordinario toca lo ordinario ofrecen esperanza y nos ayudan a desprendernos de preguntas a las que tal vez nunca tengamos respuesta.

Las pérdidas convulsionan nuestro mundo y nos obligan a reconstruir la forma de entender la vida, por lo que no es de extrañar que el cuestionamiento de la fe forme parte del proceso. Dios puede con nuestra duda e ira. Somos hijos amados de Dios: nada dentro o fuera del mundo puede cambiarlo.

Pida ayuda: hable con un consejero, deje que alguien se encargue de sus compras o pida a sus familiares que se lleven a los niños de paseo. Se puede pedir ayuda en cualquier momento y eso nos sirve para superar la abrumadora fatiga que provoca el duelo.[28] Como cuidador, sabe que es una bendición poder apoyar a otros. También es una bendición recibir cuidados.

Voces desde el terreno: Pida ayuda.

"Es difícil cuando no puedes ayudar a alguien porque no te avisa de que lo necesita. He tenido tres compañeros y amigos que se han quitado la vida. Había muchos traumas acumulados y no compartían su sufrimiento con otras personas. Trato de ofrecer apoyo cuándo y dónde puedo, pero también depende de los demás y de cómo reaccionen. Quiero que la gente sepa que puede pedir ayuda. Los demás sí se preocupan por ellos". Allen, bombero y paramédico, Estados Unidos e internacional

Perdone: despréndase de la rabia y la culpa tirando una piedra a un lago o dándose un abrazo a sí mismo. Una de las cosas más liberadoras que podemos hacer es perdonar. Esto puede incluir perdonarse a sí mismo, a alguien que ha muerto o a otros. La culpa puede ser una distracción peligrosa del dolor de la pérdida, y si no logra quitársela de encima, hable con alguien que pueda ayudarle.[29] El perdón es el viento que puede volver a encauzarnos.

Participe en rituales con significado: celebre un servicio conmemorativo, vaya a un lugar especial o plante un árbol en memoria de alguien. Los rituales y las tradiciones brindan fortaleza al darnos oportunidades para observar, recordar y estructurar creencias.[30] Reúnen a la gente para homenajear al difunto, compartir recuerdos y acordarnos de que no estamos solos. Sea creativo y haga rituales sencillos. Los rituales llenos de significado nos ayudan a apreciar el pasado, a respetar el presente y a mirar hacia el futuro.

Cuídese con intención para promover la recuperación después sufrir una pérdida que le ha cambiado la vida. Podemos ayudar a los demás con más eficacia cuando el autocuidado forma parte de nuestras propias vidas. Las heridas que acarreamos tras una pérdida no tienen por qué detenernos en nuestro camino. Con perspectivas y estrategias saludables, podemos encontrar la fuerza para ayudar a otros en medio de su pérdida.

RECONECTARSE CON UNO MISMO

Los valores, las virtudes y los propósitos importantes se relacionan con la esencia de quién es usted fuera de toda relación o papel. Dedique tiempo a reconectarse con esta parte fundamental de sí mismo cuando esté lidiando con una pérdida personal o expuesto a las pérdidas ajenas.

- Mire su declaración de propósitos, valores y virtudes.
- Escriba un fragmento de su historia o haga un collage de imágenes.
- Articule cómo le ayudaron sus seres queridos a descubrir más sobre usted mismo. Traemos el espíritu de otras personas al mundo cuando honramos las formas en que nos marcaron positivamente.
- Reconozca conscientemente las emociones y responda con autocompasión.
- Recuerde los límites saludables y dese permiso para desprenderse de lo que no le corresponde acarrear.

Cuando empezamos a mirar más allá de la pérdida, encontramos energía para reinvertir en el propósito y los objetivos que sustentan nuestro viaje continuo.

Voces desde el terreno: Sea una presencia amable.

"Muchas veces, cuando estoy con pacientes, comparten conmigo una enorme tristeza. Quizá acaban de perder a un ser querido o les ha ocurrido algo muy duro. Tengo que prestarles primeros auxilios psicológicos. Quiero ayudarles más, pero es muy difícil porque no puedo hacer mucho. Solo intento ser una presencia amable para ellos". Marlon, dentista, Honduras

Ayude a otros a recuperarse de la pérdida

No podemos eliminar el dolor, pero podemos ayudar a otros a procesar sus pérdidas. Los equipos, al igual que los individuos, se benefician de las oportunidades para recordar tras una pérdida compartida. Dirigí un momento de intercambio para nuestro personal tras la muerte de Roger, un antiguo y querido colega. A Roger le encantaban los bocadillos Little Debbie, así que comencé nuestra conmemoración repartiendo uno a cada persona. Mientras comíamos estos dulces, compartimos recuerdos sobre cómo Roger escondía caramelos en los cajones de la clínica, bromeaba con el personal y cuidaba con compasión a los animales con enfermedades terminales y a sus dueños.

Risas, lágrimas y expresiones de agradecimiento llenaron nuestra breve conmemoración de una persona entrañable que tocó tantas vidas. Roger era un buen amigo, así que mi propio dolor se hizo patente mientras ayudaba al equipo a compartir y procesar su pérdida. Mis propias lágrimas y sonrisas se mezclaron con las de los demás.

Podemos ser una fuerza estabilizadora para otros sin negar nuestras propias emociones.[31] Solo tenemos que aprender a llevar nuestra experiencia a la hora de ayudar a los demás. Algunas formas de promover una ayuda saludable incluyen recordar juntos, mantener el sentido del yo, comprender el dolor, preguntar y escuchar, ayudar con delicadeza y aumentar la conciencia cultural. Una variedad de estrategias nos permite apoyar a otros sin asumir también su pena.

Recordar juntos: los momentos de cuidado colectivo son siempre más útiles que fingir que no ha pasado nada, porque demuestran que se valora a cada persona. Dirigir un momento de recuerdo no requiere experiencia, solo la capacidad de orientar la conversación. Para empezar, agradezca a la persona por su contribución al equipo. Pida a los demás que compartan recuerdos y formas en que esa persona marcó sus vidas. Puede cerrar el momento con un minuto de silencio, una oración o pidiendo a la gente que comente algo que apreciaba de esa persona.

Voces desde el terreno: Encuentre el sentido.

"Es una bendición que te permitan participar en las vidas de los demás en momentos de profunda pérdida y al final de la vida. Alguien confía tanto en uno como para permitirle presenciar un momento tan sagrado". Debbie, enfermera, Estados Unidos

Mantenga la diferenciación emocional: Practique la compasión, pero absténgase de asumir las experiencias de los demás. La diferenciación nos permite mantener una presencia tranquila en los momentos difíciles y deja que los demás atraviesen sus propias experiencias emocionales.[32] Cuando desempeñamos funciones asistenciales, es importante cultivar la atención plena y la autorregulación para que nuestros cuidados se centren realmente en ayudar a otros y no en nosotros mismos.

Promueva la conciencia del duelo: tranquilizar a alguien con respecto a las reacciones típicas ante el duelo puede ayudarle a saber que no está perdiendo el contacto con la realidad y que no es el único que afronta los aspectos inquietantes del duelo.[33] Por ejemplo, Amy compartió que seguía esperando ver a su marido, Ron, entrar por la puerta después de que muriera. Me dijo: "Creo que me estoy volviendo loca". Le expliqué que era algo normal en el duelo y que no estaba perdiendo la cordura.

Pregunte y escuche: A la mayoría de las personas les sirve hablar de sus pérdidas, así que no tenga miedo de hacer preguntas.[34] La gente le dirá si no puede hablar en ese momento. Procesamos por repetición, así que deje que los demás compartan su experiencia más de una vez. Despréndase de la necesidad de ofrecer soluciones o anécdotas. Nada puede quitar la pena por arte de magia, y a veces solo tenemos que permanecer callados.[35] Es difícil ver a la gente triste, pero minimizar su sufrimiento apunta más a nuestro propio malestar que a sus necesidades. Es el momento de ser únicamente una presencia tranquila y solidaria.

> *El amigo que puede callar con nosotros en un momento de desesperación o confusión, que puede acompañarnos en una hora de pena y duelo, que puede tolerar no saber... no curar, no sanar... ese es un amigo que se preocupa.* —Henri Nouwen

Ayude con delicadeza: ofrézcase a ayudar de forma sencilla, porque incluso las tareas más básicas pueden volverse difíciles durante el duelo.[36] Recuerde a la gente que se ocupe de las necesidades básicas para que pueda dedicar energía al autocuidado. No olvide que el duelo afecta todas las facetas de la vida, entre ellas la comunicación y la toma de decisiones.[37] Es posible que las personas en duelo no se acuerden de decir "gracias" o no tengan energía para devolverle las llamadas, así que sea amable y gentil.

Las pérdidas individuales y colectivas desencadenan muchas cosas, incluida la oportunidad de ser conscientes de lo que sí tenemos. Antes de oficiar el servicio funerario de su ser querido, pregunto a las familias qué tema desearían, y siempre dicen: "Celebración".

Celebrar juntos la vida

Incluso en momentos de pérdida, se pueden encontrar formas de celebrar la vida de los difuntos y la vida que aún nos queda por delante. Las tradiciones del Año Nuevo chino ofrecen un ejemplo extraordinario. Lin recuerda con cariño haber escrito cuidadosamente los nombres en el diagrama familiar colgado en la pared. Se preparaban comidas especiales, se encendían velas y se abandonaban los desacuerdos para celebrar la ceremonia en la que se invitaba a los antepasados a bendecir a los miembros de la familia. Se recuerda a los seres queridos, se rinde homenaje a su influencia y se reconoce su presencia espiritual. Honoramos la vida cuando construimos puentes entre el pasado, el presente y el futuro.

Voces desde el terreno: Celebre el pasado, el presente y el futuro.

"Me inspira el pasado de mi familia e intento transmitirlo a mis hijos". Lin, cuidadora familiar y educadora, China y Estados Unidos

Celebrar juntos la vida nos da esperanza y nos recuerda lo importante. Evocamos la influencia de aquellos que hemos perdido y nos volvemos más atentos a lo que tenemos. La gratitud y otras prácticas positivas nos ayudan a encontrar una perspectiva más amplia y a afrontar la pérdida con resiliencia.[38] Hay luz en el horizonte, incluso cuando el dolor obstaculiza el camino. A veces solo necesitamos que otros nos ayuden a ver la esperanza, y otras veces guardamos esa luz para otras personas.

Mientras caminamos entre nuestra propia pérdida y el dolor ajeno, es normal derramar lágrimas y hacernos preguntas inquietantes. Pero también debemos permitirnos apreciar la belleza de la vida. No podemos suprimir la pérdida y la muerte como realidades de nuestro mundo, pero sí podemos ayudar a otros sin dejarnos devorar por el sufrimiento.

Nuestro propio camino es un valioso regalo. Podemos disfrutar de los colores radiantes de la vida, especialmente cuando nos tocan los matices de un mundo difícil. Ahora que hemos examinado la recuperación tras una pérdida, demos el siguiente paso en el camino de los cuidados resilientes y sostenibles y veamos los recursos que pueden ayudarnos a prosperar.

Muchas veces tenemos más fuentes de apoyo de las que imaginamos. Al reformular la definición del éxito para incluir el bienestar personal, nos abrimos para ver y beneficiarnos de esos recursos. Sigamos en nuestro camino de los cuidados resilientes y sostenibles para descubrir aún más fortalezas y alcanzar otro nivel de autocuidado, aumentando nuestra capacidad de prosperar mientras ayudamos a otros.

GUÍA DE ESTRATEGIAS PARA PROSPERAR

1. Comprenda las conexiones entre el duelo, la resiliencia y la esperanza.
2. Contemple y supere las normas culturales poco saludables vinculadas al duelo.
3. Adquiera una comprensión básica del proceso y las etapas del duelo.
4. Promueva la recuperación con estrategias curativas.
5. Pida y ofrezca ayuda.
6. Utilice estrategias para ayudar a otros sin asumir su dolor.
7. Ayude a los equipos a procesar la pérdida con integridad y sentido práctico.
8. Encuentre formas valiosas de celebrar la vida.

Preguntas de diálogo

¿Cómo afecta la pérdida a su función asistencial?

¿Qué ideas tiene sobre la pérdida y las normas culturales?

¿Cómo puede ayudarse a sí mismo a procesar el duelo de forma saludable?

¿Cómo ha sido acompañar y ayudar a otras personas sumidas en el duelo?

¿Cómo puede ayudar de forma sostenible a otros a afrontar las pérdidas?

¿Le gustaría hablar de alguna otra idea del capítulo?

Capítulo 8

ALIGERE LA CARGA CON RECURSOS

No tenemos por qué luchar solos.
Hay recursos que nos permiten promover cuidados eficaces.

Vea el éxito de otra manera

Queremos mostrar al mundo que somos lo suficientemente fuertes y talentosos para desplazarnos con elegancia por cualquier desafío que se nos presente. Lo entiendo, porque yo también acabo creyendo fácilmente que tengo que ser autosuficiente y callar mis vulnerabilidades. Una ocasión que ilustra esto ocurrió unos días después de que naciera mi hija. Steve había regresado al trabajo, así que me quedé a cuidar sola de la recién nacida y de nuestros hijos en edad preescolar.

Aquella agradable tarde de verano, llevé a los niños a dar un paseo que terminó con los llantos de un bebé hambriento y una rabieta de un niño de tres años. Al volver a casa, Steve nos recibió con calma en la puerta. Estoy segura de que podía oírnos a una manzana de distancia y, si hubiera prestado atención, me habría dado cuenta de que intentaba transmitirme algo importante. Con frustración, empujé al bebé en sus brazos y le grité algunas cosas, entre ellas: "¡Ya no puedo más!"

Después de expresarme con rabia, por fin escuché a Steve. Nos dijo que Clyde y Helvea, miembros de una iglesia de la que yo era pastora en ese entonces, estaban sentados en el salón con regalos para el bebé. Mis hijos y yo nos quedamos en un silencio sepulcral. Según recuerdo, incluso la recién nacida Sophie enmudeció.

Nos sacudimos el polvo de encima y entramos sonrientes en el salón. Helvea comentó tímidamente: "Parece un mal momento para visitar". Le respondí: "Para nada. Esto es estupendo. Todo es maravilloso". Qué ridículo pretender la perfección después de que hubieran escuchado nuestro descalabro.

La incapacidad de aprovechar los recursos y compartir las vulnerabilidades nos lleva por un camino de sufrimiento con pocas esperanzas de cambio. Hay muchos motivos por los que nos cuesta reconocer que la vida puede ser difícil, pero ¿no sería fantástico si pudiéramos ser más transparentes con nuestras vulnerabilidades y ayudar a otros a compartir también las suyas?

Piense en el apoyo común que podríamos ofrecer y recibir si habláramos de los desafíos sin miedo a ser juzgados. Al abandonar la pretensión de gritar "Mírenme, soy lo suficientemente fuerte y capaz de ayudar a otros sin necesitar nunca ayuda", podemos ser más auténticos y permitirnos hacer uso de los recursos. Puede parecer fácil, pero llegar a esa autenticidad con frecuencia implica contemplar el éxito desde otro ángulo.

Los recursos son ventajas si los vemos como parte del éxito y les permitimos aliviar la carga. El siguiente paso por el camino de los cuidados resistentes y sostenibles se centra en la creación de apoyos. Identificaremos los recursos y nos plantearemos cómo superar los factores silenciadores que dificultan su utilización. Tomar conciencia de lo que convierte el apoyo en algo seguro es de gran ayuda para encontrar recursos y transformarse en un recurso valioso para otros. También veremos cómo los recursos pueden ayudarnos a dilucidar dilemas éticos y a discernir cuándo es necesario un cambio. Echemos un vistazo a la abundancia de recursos y cuidados que pueden ayudarnos a prosperar.

Resiliencia en acción: Imagínese...

Usted prestó ayuda en una situación desesperada. Su camino ha abarcado mucho, y este ciertamente no fue el primer suceso difícil, pero algo le afectó profundamente. A pesar de que los sentimientos de pesadez le producen una sensación de soledad, sabe que no está solo. Usted identifica los retos y los afronta con fortaleza valiéndose de los recursos. El auténtico intercambio supera la vulnerabilidad. En medio de las dificultades, encuentra la paz y disfruta de momentos que le hacen sonreír.

Conozca y utilice los recursos

Podemos centrarnos tanto en lo que tenemos delante que nos perdemos el abanico de recursos disponibles. Imagínese frente a una secuoya gigante en medio de un bosque. Hace poco me paré con los dedos de los pies contra el tronco, admirando uno de los colosos de la naturaleza. Una secuoya del norte de California puede medir más que un edificio de veinticuatro pisos y tener un tronco más ancho que cuatro frigoríficos.[1] Mientras miraba el árbol, no veía el resto de la belleza que me rodeaba.

Continué por el camino cuesta arriba hasta llegar a una meseta, donde contemplé el bosque desde lo alto. Tenía otra perspectiva. Veía cientos de secuoyas enormes y otras plantas en aquel hermoso ecosistema. Debemos alejarnos del tronco de los árboles, por muy fascinante que pueda ser, para ver más belleza.

Así como nos paramos ante el tronco de un árbol grande, podemos quedarnos estancados mirando un pequeño número de recursos cuando hay todo un bosque para aprovechar. Un recurso es todo aquello que puede ayudarnos a funcionar de forma saludable y eficaz. Pero podemos utilizar la abundante oferta de recursos para promover los cuidados sostenibles y la resiliencia solo cuando los vemos.

Voces desde el terreno: Utilice recursos.

"Ayudar a la gente es muy gratificante, pero también estresante. Es importante tener herramientas para manejar el estrés. Hablar con otras personas con las que se sienta a gusto puede ayudarle a procesar los desafíos estresantes y a comprender cómo afrontarlos." Kris, médico, Estados Unidos

---

Las páginas web técnicas, los mentores y los grupos profesionales son algunos de los recursos en que primero pensamos cuando se trata de funciones profesionales. Los mentores y los grupos de compañeros pueden aportar una excelente perspectiva, sobre todo cuando invertimos en esas relaciones.[2] Los cuidadores de otras disciplinas también pueden ofrecer importantes puntos de vista. Las fuentes de apoyo trascienden el contexto de cualquier función asistencial individual.

Los familiares, un grupo de lectura, un parque cercano o una mascota querida son importantes en cualquier lista de recursos. Los profesionales como los consejeros, miembros del clero, mentores y directores espirituales pueden ayudarnos a ver las situaciones de otra manera a la vez que nos dan ánimos. Acceder a la ayuda profesional antes de llegar a la fase de crisis evita traumas secundarios y lleva a un procesamiento más eficaz cuando la vida se pone difícil.[3]

Amplíe libremente su lista de recursos. Nombre a las personas por separado en lugar de agruparlas. Por ejemplo, podría enumerar a "la familia" como recurso, o podría nombrar a Steve, Josh, Caleb, Sophie y otros para indicar de forma más adecuada a las personas a las que puedo acudir si necesito ayuda. Su lista de recursos debería ayudarle a ver la abundancia de apoyos disponibles, especialmente cuando la vida es complicada.

Toivo, Karma y Mindy son perros que me brindaron un gran apoyo con su presencia tranquila y amable durante los desafíos. Las investigaciones confirman lo que la mayoría de nosotros sabemos desde hace años: los animales pueden ayudarnos a reducir el estrés, a recuperarnos de los traumas y a mejorar nuestro bienestar.[4] Un estudio indica que tener un perro puede reducir las autocríticas y aumentar la autocompasión.[5] Es difícil no sonreír y sentirse enriquecido cuando un amigo peludo expresa alegría por su simple presencia.

Sea creativo al pensar en lo que le aporta bienestar. Entre los recursos importantes también se incluyen las actividades de fitness y los pasatiempos relajantes o creativos. Salga de excursión con amigos, pinte un cuadro o lea una novela. Nombre lugares en los que encuentre paz y energía. Quizá un sendero por el bosque o la orilla de un lago. Nacemos para estar en conexión con el mundo que nos rodea, así que el tiempo con la naturaleza puede ser de lo más enriquecedor. Vea el bosque en lugar de mirar un tronco cuando se trate de los recursos.

LLUVIA DE IDEAS PARA ENCONTRAR RECURSOS

Anote lo que usted considere recursos disponibles. Una vez que considere que tiene una buena lista, sea creativo, piense mejor y amplíe su lista a un mínimo de treinta recursos. Tenga en cuenta a aquellos que puede dar por sentados. Reconozca tantas fuentes de apoyo como sea posible y fomente la intención de utilizarlas.

Cuando tenga la lista, piense en cómo utiliza los recursos. Si tiene dificultades para usar ciertos recursos, reflexione por qué y cómo puede cambiar su vacilación. Dese permiso para utilizar todos sus recursos para aliviar la carga.

Nos consuela saber que tenemos muchas fuentes de apoyo a las que recurrir, pero debemos permitirnos emplear esos recursos. Las ideas y motivaciones procedentes de diversas fuentes promueven una sostenibilidad y una curación que no podemos desarrollar por nuestra cuenta.[6] Si se resiste a pedir ayuda, pregúntese por qué. Se nos pueden ocurrir infinidad de excusas para no hacer uso de los recursos, pero no suelen ser buenos motivos.

No aprovechar los recursos complica el camino y convierte colinas suaves en montañas peligrosas. O peor aún, nos quedamos atascados mirando solo el tronco de un árbol en el bosque. Pero a veces tenemos que enfrentarnos a los silenciadores antes de poder avanzar y ver más.

Voces desde el terreno: Seamos auténticos.

"Antes era más estoica y tenía miedo de mostrar cómo me sentía. Ahora, después de muchos años, tengo más tendencia a llorar y a expresar emociones. Soy más auténtica. Me siento más yo misma... Es fundamental tener una comunidad compartida, gente con la que puedas hablar, sobre todo al tener dificultades. Es muy fácil sentirse aislado y culparse a uno mismo si no se cuenta con ello". Mike, veterinario, Estados Unidos

Supere los silenciadores

Cuando piensa en utilizar recursos, ¿le viene a la mente alguna de estas situaciones?

- No tengo tiempo ni energía.
- Nadie más parece necesitar ayuda.
- No quiero ser una molestia.
- Soy el único que tiene dificultades.
- Los demás pensarán que soy débil.
- Tengo que salir adelante por mí cuenta.

No es usted el único con tales pensamientos que perturban su uso de los recursos. Son silenciadores eficaces que surgen de diversas fuentes y percepciones. Los factores silenciadores nos impiden solicitar ayuda y hablar con los demás de forma auténtica.

Debemos ser selectivos a la hora de decidir cuándo, dónde y con quién compartir. No obstante, hablar de las experiencias difíciles fomenta el bienestar.[7] A veces minimizamos nuestras propias necesidades o nos dejamos engañar por expectativas poco realistas. Rara vez oímos hablar de las vulnerabilidades de otras personas, así que pensamos erróneamente que somos los únicos en tener dificultades. Estas percepciones complican el fomento del autocuidado y de la autenticidad. Mantenernos auténticos es siempre más sostenible que pretender ser distintos.

"La autenticidad es la práctica diaria de desprendernos de quienes pensamos que debemos ser y aceptar quienes somos", explicó Brené Brown.[8] Esto implica afrontar expectativas poco realistas, incluido el perfeccionismo. Como señalamos anteriormente, el perfeccionismo y la vergüenza a suelen ir de la mano y se encuentran entre los silenciadores más eficaces que debemos superar.

Voces desde el terreno: Recuerde que los demás también tienen dificultades.

"Cuando descubrí que otros se enfrentan a las mismas cosas que yo, me sentí comprendida. Como que no estaba sola. Después de esto, empecé a sentirme más libre y menos culpable a la hora de tomarme un descanso y hacer cosas para cuidar de mí misma. Entonces pude ayudar más". Rommel, líder y voluntaria de una organización sin ánimo de lucro, Honduras

La vergüenza nos grita algunos de los mensajes más peligrosos, como "No perteneces".[9] Genera miedo de compartir vulnerabilidades y nos empuja hacia el aislamiento. Irónicamente, nuestra necesidad de conexión con los demás se convierte en el centro de atención, mientras que el miedo al rechazo nos arrincona. Nos alejamos de la vida orientada a un propósito y tenemos dificultades para respetar unos límites saludables.[10] Cerramos la puerta a unos cuidados más profundos y a la sostenibilidad, en vez de compartir las vulnerabilidades.

Marlon, un dentista de Honduras, estaba tan agotado que no podía ir al consultorio. La vergüenza había cerrado y trabado la puerta para compartir de forma auténtica. Explicó: "El trabajo y la necesidad nunca paran. No hablaba de mis dificultades porque la gente ve las vulnerabilidades como un signo de debilidad. Una amiga que se preocupó lo suficiente me instó a pedir ayuda. Empecé a sanar cuando pude hablar de lo que me resultaba difícil. Todos somos humanos y vulnerables a veces".

> "*La plenitud no significa perfección; significa aceptar el quebrantamiento como parte integrante de la vida*" —Parker Palmer[11]

No tenemos que luchar solos, pero es demasiado fácil levantar muros alrededor de nuestro corazón cuando exigimos demasiado o sentimos el peso de las expectativas ajenas. Cuanto más vivimos con muros en una parte de la vida, más difícil nos resulta derribarlos en otros contextos. Una de las mejores cosas que podemos hacer es aceptar nuestra humanidad y permitirnos hablar con otras personas.

Compartir de forma útil nos impulsa hacia la curación y la positividad.[12] Esto no significa quedarse atascado en una actitud de queja y negatividad. En combinación con la autocompasión, la comunicación de las vulnerabilidades nos ayuda a aflojar las garras de las expectativas poco realistas y a incluir el bienestar en nuestra definición del éxito.[13]

Las conexiones con los demás nos ofrecen un maravilloso arsenal de recursos, especialmente cuando superamos los silenciadores para compartir con autenticidad. Abrimos las puertas a conexiones llenas de significado al vivir desde los principios y propósitos fundamentales, en lugar de recurrir a los miedos y la negatividad.[14] Las relaciones de confianza nos ayudan a recuperarnos de los retos y nos dan un refugio seguro cuando nos sentimos vulnerables.[15]

INCLUYA EL BIENESTAR EN LA DEFINICIÓN DEL ÉXITO

¿Cómo ve usted el éxito? Escriba lo que considera un éxito en su función asistencial. Idealmente, sus valores, virtudes y propósitos importantes encajarían perfectamente en esta definición.

Amplíe su idea de éxito para incluir el bienestar personal, las relaciones saludables y el uso de los recursos. Piense en la importancia de la resiliencia y la sostenibilidad. Siga adelante, mantenga un alto nivel de exigencia, pero olvídese del perfeccionismo.

¿Cómo se ve ahora el éxito? Vuelva a definirlo para aceptar su humanidad y todo el recorrido de la vida.

Promueva el apoyo seguro

Piense en alguien que haya sido una fuente de apoyo seguro para usted. ¿Qué había de diferente en esa persona? ¿Cómo le ayudó a sentirse lo suficientemente cómodo como para compartir? Las relaciones de confianza y apoyo son un verdadero regalo. El apoyo social es fundamental para prevenir y recuperarse de retos como la fatiga por compasión.[16] Lamentablemente, las conexiones fiables parecen ser una bendición escasa en nuestro complicado mundo.

Voces desde el terreno: Encuentre y ofrezca apoyo seguro.

"Poder hablar de cosas difíciles con otras personas es muy útil. Al principio de mi carrera, tuve una fuerte relación de tutoría con un jefe al que respetaba, lo que fue muy importante. Podía hablar de mis vulnerabilidades sin sentir vergüenza. Ahora intento ser una persona con quien los demás puedan compartir".
Lauren, veterinaria, Estados Unidos

Todos tenemos una historia de desafíos en las relaciones. Nuestros caminos están plagados de vínculos rotos que creíamos que iban a llenarnos la vida de alegría para siempre. Bajo los efectos persistentes de esas experiencias, puede resultar difícil arriesgarse a ser vulnerable y abierto.[17] Las siguientes características de las relaciones saludables pueden ayudarnos a identificar a quién acudir en busca de apoyo seguro, así como la forma de ofrecérselo a los demás:

- Respeto mutuo mostrado a través de cuidados y comunicación positiva.
- Aceptación basada en una conexión auténtica y no en aprobación o logros.[18]
- Escucha profunda sin interrupción ni necesidad de arreglarlo todo.[19]
- Basarse en la humanidad común para que haya un intercambio recíproco de vulnerabilidades y retos[20] (el intercambio recíproco no se aplica a las conexiones con proveedores profesionales).
- Capacidad de compartir perspectivas distintas sin miedo a los juicios, la culpa o la vergüenza.[21]
- Respeto de la intimidad y la confidencialidad.
- Capacidad para regular las emociones y diferenciar las experiencias propias de las ajenas.[22]
- Interacciones que promuevan las perspectivas positivas y la esperanza, incluso ante los retos.

¿Qué características agregaría usted? ¿Qué podría hacer de otro modo para convertirse en un recurso más seguro para los demás? Las relaciones que presentan estas cualidades pocas veces surgen de la nada, sino que suelen precisar un desarrollo intencionado y un crecimiento personal. Las relaciones saludables nos ayudan a sacar lo mejor de nosotros mismos incluso en medio de dilemas difíciles.

PRACTIQUE COMPARTIR LO DIFÍCIL

Trate de hablar de los retos para vencer los factores silenciadores. Tome medidas para ampliar su capacidad de compartir vulnerabilidades. Las actividades potenciales incluyen las siguientes:

- Mírese en el espejo y exprese las dificultades en voz alta.
- Cuéntele a su mascota algo que le preocupa.
- Escriba lo que le resulta difícil y pida a alguien de confianza que lo lea.
- Hable de un reto pasado con una persona de confianza.
- Acuda a un profesional (consejero, terapeuta, pastor o mentor) que usted sepa que mantendrá la confidencialidad de lo que diga.
- Comparta con una o dos personas en privado.
- Solicite reuniones de equipo o de familia y dedique tiempo a tratar temas centrados en el bienestar.
- Plantee preguntas en pequeños grupos de compañeros, amigos o familiares que inciten una conversación más profunda.

La práctica nos ayuda a sentirnos más cómodos a la hora de hablar de cosas difíciles. Solemos descubrir que al compartir con sensatez y autenticidad, alentamos a los demás a hacer lo mismo.

Voces desde el terreno: Busque un grupo de confianza.

"Encuentre un grupo de personas que puedan ayudarte a mantener tu contacto con la realidad y ofrecer apoyo mutuo. Personas a las que pueda preguntar: "¿Tú también viviste esto o solo me pasa a mí?". Gente que se centre en hacer lo correcto más que en su propio éxito". Wade, médico, Estados Unidos

Desentrañe los dilemas éticos

¿Qué dilemas desafían sus creencias? ¿Cuándo choca su función asistencial con su bienestar moral y su sentido del bien?

- Shauna, profesional de la salud mental, lo vivió cuando observó que ciertos profesionales sanitarios no prestaban a los pacientes de una unidad de salud mental los mismos cuidados que a otros pacientes.
- Dan, bombero y paramédico, pasa dificultades cada vez que su equipo es llamado a residencias de ancianos a través del 911 para levantar a un residente del suelo y colocarlo de nuevo en su cama, mientras el personal que podría haber asistido al residente se queda mirando.
- Lauren, veterinaria, se topa con esto cada vez que trata con un animal enfermo y los dueños no pueden o no quieren invertir el dinero necesario para su cuidado.
- John, médico, lo vio cuando la organización aumentó la cantidad de pacientes a la vez que redujo el número de

asistentes, de modo que el personal realizaba tareas para las que no estaba cualificado.

Los dilemas éticos no se revelan por sí solos y por eso puede costar saber cuándo nos enfrentamos a uno.[23] Si un problema le sigue molestando, lo más probable es que algo esté chocando con su sentido del bien y del mal. Las exigencias reiteradas de actuar de forma contraria a los valores y la moral personales pueden causar angustia, agotamiento y otros problemas.[24] La vulneración de creencias profundamente arraigadas tiene repercusiones psicológicas, sociales, conductuales y espirituales para la salud.[25]

Las situaciones que implican problemas morales no deberían ser fáciles ni de rápida solución, porque tienen muchas ramificaciones. Pero merece la pena dedicar energía a procesar los dilemas éticos por toda una serie de motivos, como el bienestar personal y la sostenibilidad. Ignorarlos no hará otra cosa que aumentar la carga de las funciones asistenciales. Los recursos, junto con los valores y principios importantes, aportan una valiosa orientación para desentrañar los retos con integridad.[26]

A continuación se presenta un marco para tratar los dilemas éticos:

1. **¿Qué?** Defina el problema.
    - Sea lo más específico, objetivo y conciso posible. Su respuesta inicial puede ser un síntoma de un problema sistémico más profundo. En tal caso, siga ahondando.

2. **¿Por qué?** Señale por qué es importante para usted tratar el asunto o abandonarlo.

- Fíjese en los valores, las virtudes y los propósitos importantes, tanto personales como organizativos. También hay que tener en cuenta las normas profesionales y jurídicas. Cómo se ven afectados los demás es otro factor importante. Los comentarios de fuentes objetivas pueden aportar una perspectiva útil.
- Determine si debe actuar o no.

3. **¿Cómo?** Si cree que hay motivos suficientes para tratar el problema, haga una lluvia de ideas para encontrar posibles soluciones y analizar sus repercusiones.
    - Piense de manera creativa. Recurra a la ayuda de pensadores creativos para desarrollar un abanico de posibilidades.
    - Elija lo que considere la mejor opción. Los dilemas éticos pocas veces ofrecen soluciones ideales y suelen obligarnos a elegir entre alternativas difíciles.
    - Solicite la opinión objetiva de alguien de confianza ajeno al grupo o al sistema implicado en el dilema.
4. **¿Cuándo?** Elija cuándo actuar para obtener la mejor posibilidad de un resultado positivo.
    - Recuerde que el mejor momento no es cuando las emociones estén a flor de piel.
    - Evalúe la respuesta. ¿Hubo alguna resolución o necesita intentar con otra táctica? Suele necesitarse tiempo y esfuerzos repetidos para resolver problemas graves, sobre todo en organizaciones o sistemas más grandes.

Debemos elegir con cuidado nuestras batallas y, al mismo tiempo, respetar nuestra salud moral. El procesamiento consciente de los dilemas difíciles nos ayuda a definir lo que vamos a tolerar. Los valores, las creencias y los propósitos rectores aportan el coraje necesario para promover el cambio. Los recursos externos ofrecen perspectiva para ver las situaciones y las soluciones de otra manera.

No debemos pasar dificultades solos, ya que podemos beneficiarnos de diversos recursos. A veces, nos esforzamos diligentemente por desentrañar lo difícil, pero seguimos sin encontrar el equilibrio o el bienestar. Cuando lo difícil permanece demasiado difícil, los recursos pueden ayudarnos a discernir si ha llegado el momento de cambiar de rol o de entorno laboral.

Sepa cuándo cambiar de trabajo

Puede resultar difícil abandonar un puesto para mantener el bienestar personal. Sé lo complicado que es invertir energía y ánimo en ayudar a otros mientras que una organización o unas personas desafíen constantemente sus esfuerzos por promover un cambio saludable. Visualizamos el bien que podemos hacer, pero se ve constantemente eclipsado por la negatividad. Decidí dejar un puesto de este tipo después de muchas lágrimas, deliberaciones y oraciones.

La organización tenía más de un siglo de conflictos sin resolver y se enfrentaba a una grave falta de dinero. Los dirigentes me contrataron para realizar cambios organizativos salvadores. Me enfrenté constantemente a conflictos y a la resistencia al cambio. Con el tiempo, me di cuenta de que no iba a conseguir los cambios necesarios. Y lo que es igual de importante, el puesto se cobró un elevado costo para mi salud, a pesar de todos mis esfuerzos por promover el equilibrio.

Quería huir, rápido y lejos, pero tardé meses en decidir si debía marcharme. Documenté los éxitos y los retos. Identifiqué los signos personales de desequilibrio, como el insomnio, el dolor físico, la tristeza y la desesperanza. Anoté lo que no estaba dispuesta a abandonar: la alegría de las relaciones personales, la capacidad de hacer ejercicio, mi fe en Dios y una confianza sana en mí misma. Me fijé un plazo de seis meses y me lancé a cambiar las cosas usando recursos.

A los seis meses, revisé la lista y evalué la situación. A pesar de mis esfuerzos, el entorno se había vuelto menos sostenible. Abandoné mi compromiso y mis esperanzas en ese difícil entorno. La intencionalidad no me quitó el dolor, pero protegió mi integridad y promovió la recuperación.

La resiliencia es la capacidad de recuperarse.[27] A veces esto significa reponerse tras abandonar un entorno difícil. Los lugares de trabajo pueden volverse tóxicos, lo que agrava la fatiga por compasión y el agotamiento.[28] Debido a la negatividad y al cinismo sistémicos, a todos nos resulta más difícil prosperar. Ya sea por la cultura de la organización, las circunstancias personales u otras personas, puede costarnos demasiado encontrar el equilibrio en un puesto o en un entorno. Nos quedamos atascados.

Se han traspasado o descuidado demasiados límites como para volver a un lugar saludable. Tome medidas inmediatas si debe actuar con urgencia por motivos de seguridad. Excepto si hay un peligro inminente, el procesamiento intencionado de las situaciones difíciles suele ser más útil para el funcionamiento a largo plazo que una salida brusca.[29] La forma en que dejemos un puesto determinará nuestro camino ulterior.

ESTRATEGIA PARA DISCERNIR LA NECESIDAD DE CAMBIO

1. Dedique tiempo a analizar por qué puede ser necesario un cambio, a la vez que examina las desventajas y ventajas.
2. Identifique los signos de desequilibrio personal y falta de salud. Piense en síntomas físicos, cambios emocionales, comportamientos sociales, percepciones cognitivas y momentos espirituales bajos que sufra cuando se encuentre en dificultades.
3. Determine qué grado de desequilibrio no aceptará y evalúe cómo le va. ¿A qué no está dispuesto a renunciar? Hacemos sacrificios con mucho gusto para ayudar a otros, pero también debemos tener conciencia de lo que no estamos dispuestos a perder.
4. Recuerde los valores y propósitos importantes. Piense si puede respetarlos en el contexto actual.
5. Determine cuánto tiempo más intentará alcanzar un equilibrio saludable en el puesto. Si su bienestar no ha mejorado para esa fecha, permítase abandonarlo.
6. Utilice recursos. Ya que nuestras percepciones pueden volverse borrosas o distorsionadas cuando estamos en apuros, los comentarios de profesionales y personas de confianza pueden ayudarnos a manejar las emociones pesadas y recordarnos lo que es saludable.[30]

Si cree que ha llegado el momento de cambiar de puesto o de entorno laboral, elabore una estrategia para poder irse de tal forma que disminuya el trauma personal y organizativo. Lamentablemente, nuestra salida de una situación puede tener un impacto más fuerte que el buen trabajo que hicimos. Cambie o abandone un puesto con su integridad intacta y podrá encontrar un equilibrio saludable mucho más rápido. Un cambio de puesto no significa que nuestra trayectoria asistencial llegue a su fin, sino que esta simplemente adquiere un panorama distinto.

DESARROLLE UN PLAN PARA EL CAMBIO

1. Cree un calendario para saber cuándo comunicará sus intenciones y dejará o cambiará su puesto. Si puede, incluya tiempo personal para procesar y recuperarse después.
2. Describa cómo se irá. Sea específico acerca de la actitud y del comportamiento personales. Aclare qué y cómo desea comunicar. Recuerde la presencia que se esfuerza por traer al mundo y comprométase a reflejar sus valores, virtudes y propósitos importantes.
3. Planifique lo que hará después de irse. Responda a las necesidades y cree posibilidades a las que aspirar y que promuevan la sanación.
4. Haga una lista de recursos y señale cómo los utilizará en el proceso.

Sea su mejor recurso

Nuestra experiencia asistencial sigue dando forma al mundo con cuidados, incluso después de cambios importantes. Nunca estamos solos a la hora de ofrecer cuidados a otras personas en momentos de retos y traumas vitales. Tenemos a nuestra disposición abundantes recursos para orientarnos y apoyarnos. Estemos donde estemos en nuestra aventura de ayudar a otros, los recursos pueden cambiar y ampliarse: las posibilidades son ilimitadas.

El recurso más importante que tiene para promover la resiliencia y la sostenibilidad es usted mismo. Usted es quien puede definir el éxito para incluir su propio bienestar. Usted decide qué recursos desarrollar y usar para aliviar la carga. Comprométase a ser su mejor recurso y abra la puerta a otras fuentes de apoyo.

Defenderse a sí mismo y esforzarse por desarrollar resiliencia son elementos importantes para la sostenibilidad. Usted merece que le cuiden y puede contrarrestar los retos y elegir cómo percibir las experiencias vitales. Otras personas aportan perspectivas importantes, pero no niegue la relevancia de sus propios conocimientos cuando se trata de su camino auténtico.

Usted sabe mejor que nadie lo que cree, necesita y ansía. Es usted quien elige la dirección a seguir, pero nunca está solo. De hecho, aunque no pueda verlo, muchos otros están caminando a su lado en el maravilloso viaje de traer ánimo al mundo. No se conforme con mi palabra, busque a personas que sigan caminos similares.

Ahora que ya conocemos los recursos, daremos el siguiente paso hacia unos cuidados resilientes y sostenibles con ideas para cultivar una comunidad de apoyo. Al ampliar y apoyarnos en una comunidad de apoyo, podemos lograr más de lo que cualquiera de nosotros podría lograr por sí solo. Todos nos beneficiamos y damos forma a los grupos a los que pertenecemos para influir en la resiliencia y el bienestar colectivos. ¿Está preparado para conocer un nivel de cuidado más profundo? ¡Demos el siguiente paso!

GUÍA DE ESTRATEGIAS PARA PROSPERAR

1. Elabore una amplia lista de recursos.
2. Anímese a utilizar los recursos.
3. Reformule su definición del éxito e incluya el bienestar y el uso de los recursos.
4. Supere los factores silenciadores que dificultan el intercambio auténtico.
5. Practique hablar de temas difíciles.
6. Manténgase abierto a la ayuda de un mentor, terapeuta u otro profesional asistencial.
7. Promueva relaciones de confianza y apoyo.
8. Utilice recursos para desentrañar dilemas éticos.
9. Discierna cuándo es necesario un cambio de puesto o de entorno laboral.
10. Elabore un plan para cambiar de puesto.
11. Comprométase a ser su mejor recurso.

Preguntas de diálogo

Haga una lluvia de ideas para elaborar una lista de recursos. Cuando considere que tiene una lista completa, trate de encontrar al menos diez elementos más.

¿Qué debe hacer para utilizar los recursos?

¿Cómo define el éxito para que incluya el bienestar personal?

¿Qué características considera importantes en las relaciones de apoyo?

¿Cómo puede fomentarlas?

Describa cómo encaró un dilema difícil. ¿Qué recursos le resultaron útiles?

¿Lo manejaría de otra manera ahora? En caso afirmativo, ¿cómo lo haría?

¿Le gustaría analizar otros conceptos de este capítulo?

Capítulo 9

CULTIVE UNA COMUNIDAD DE APOYO

Formamos parte de algo más importante que nosotros mismos y encontramos la fuerza al funcionar como "nosotros" y no como "yo".

Apóyense mutuamente

Podemos ayudar mejor a los demás si trabajamos juntos. El faro de Split Rock ofrece un maravilloso ejemplo del potencial del trabajo colectivo. En lo alto de un rocoso acantilado, el faro era un medio de salvaguardia para los barcos que cruzaban el Lago Superior.[1] Los pinos imponentes y las rocas multicolores dan cuenta de la belleza de la naturaleza en la costa escarpada. Las tormentas convierten rápidamente las aguas tranquilas en la ira de la naturaleza. En 1905, una tormenta de noviembre dañó o hundió veintinueve barcos. Eso motivó la construcción de la luz brillante y giratoria para orientar el tráfico marítimo.

Los marineros de los barcos que transportaban hierro y cereales veían la luz a más de veintidós millas de la hermosa aunque peligrosa orilla del lago. Doscientos cincuenta y dos prismas de cristal tallado componían la innovadora lente emisora de una luz tan radiante.[2] Cada pieza desempeñaba un papel en la capacidad del faro de ayudar a los marineros a navegar por aguas agitadas. La eficacia óptima ocurría solo cuando todas las piezas funcionaban juntas con el objetivo común de orientar a los barcos durante las tormentas.

Al igual que el faro de Split Rock, podemos brillar mucho más juntos que solos. "Nosotros" es un concepto poderoso que implica entender que cada persona forma parte de algo mayor. Como los prismas que funcionaban juntos para ofrecer un rayo de esperanza, podemos hacer lo mismo por los demás y por nosotros mismos.

En Estados Unidos, nuestra cultura es tan individualista que resulta fácil olvidar que colectivamente podemos prepararnos para retos difíciles, afrontarlos y recuperarnos de ellos. Podemos encarar el sufrimiento y curarnos juntos. El funcionamiento ideal no es individualista, sino que procede de la combinación de apoyo y esfuerzo. Las estrategias para aumentar la sostenibilidad son más eficaces si incluyen una comunidad de apoyo.[3] Podemos ayudarnos mutuamente mientras cambiamos juntos el mundo.

Incluso cuando se sienta solo, hay más gente que se preocupa por usted y quiere apoyarle de lo que se imagina. Cultive este conocimiento en su interior. Contrarreste con tenacidad el diálogo interno que impide compartir y genera sentimientos de aislamiento.[4] Recuerde ver el "nosotros" del cuidado.

Todos nos beneficiamos de las comunidades de apoyo y desempeñamos un papel para posibilitar su existencia.[5] Veamos perspectivas, herramientas y modelos para desarrollar conexiones de apoyo. Nos fijaremos en los grupos estables que amplían la resiliencia y promueven la curación. Las reuniones a corto plazo para procesar el trauma en equipo también son importantes. Trataremos formas de ampliar su sistema de apoyo al cambiar su forma de ver la comunidad.

Descubrí el increíble valor de ampliar mi perspectiva de la comunidad después de décadas de ayudar a la gente. Espero de verdad que no le lleve tanto tiempo como a mí comprender la importancia de una comunidad de apoyo para la resiliencia y los cuidados sostenibles. Mientras recorre el camino de la ayuda, sostenga una luz de esperanza para otros durante las tormentas. Permita que los demás también sostengan esa luz para usted.

Resiliencia en acción: Imagínese...

Ha sido una semana, un mes, un año difícil. Inspira con calma y observa una mezcla de emociones. Le vienen a la mente la tristeza y la rabia, pero también la esperanza y la satisfacción. Se ha mantenido fiel a su propósito y a sus valores. Después de darse un abrazo mental y palabras de aliento, habla con un amigo y programa una sesión con un mentor o consejero. Sabe que los demás se preocupan por usted. Derrama algunas lágrimas, pero también sonríe y se ríe de los recuerdos alegres. Sabe que es fuerte y que, con ayuda, saldrá adelante. No se detiene en su camino, sino que desacelera para cultivar la curación y la esperanza.

Construyamos juntos la resiliencia

Sabemos que habrá tormentas en cualquier camino. Nuestra manera de procesarlas determinará nuestra la capacidad de manejar los retos y recuperarnos de ellos.[6] Los grupos que ofrecen oportunidades para aprender, compartir y apoyar nos ayudan a disfrutar del camino y a superar las tormentas con dignidad. Estuve al frente de varios programas de resiliencia y los más influyentes fueron aquellos que incluían sesiones mensuales de una hora.

A los profesionales sanitarios que participaban en las sesiones continuas les resultó muy útil:

- Disponer de un espacio seguro para compartir y explorar miedos, retos y luchas.
- Compartir experiencias frustrantes y encontrar soluciones juntos.
- Escuchar las opiniones de los demás sobre un tema y darse cuenta de que hay más de una forma de ver algo.
- Desarrollar la confianza y ser vulnerable con los compañeros.
- Tener tiempo para hablar de los sentimientos, con frecuencia una de las mayores debilidades de los participantes.
- Sentir que alguien se preocupa porque quiere, no porque deba hacerlo.

Las sesiones de resiliencia comenzaron con una meditación guiada. Los médicos se sentaban alrededor de la mesa de la sala de conferencias, algunos con bata y otros en vaqueros. Se silenciaban los bípers y los teléfonos móviles, aunque de vez en cuando lograban interrumpir la conversación. Después de los primeros minutos, el zapateo y el movimiento de las rodillas se ralentizaban hasta detenerse.

El tiempo de atención plena nos ayudó a pasar al trabajo introspectivo, el aprendizaje y el debate. Presentaba un concepto, junto con indicaciones para que cada persona reflexionara. *¿Cómo es vivir con sus valores cuando se enfrenta a un conflicto o a una pérdida? ¿Qué límites son los más difíciles de mantener?* Los debates sobre los conceptos y las preguntas llenaban la segunda parte de la sesión.

Algunos participantes hablaban con facilidad de los retos, mientras que otros ofrecían comentarios ocasionales.

Hablamos de temas relacionados con la resiliencia y la sostenibilidad. Los participantes elegían asuntos como la forma de contrarrestar la fatiga por compasión, afrontar los conflictos, fomentar la autocompasión, procesar la pérdida de un compañero y fijar límites saludables. Yo ofrecía información y herramientas prácticas. Estas sesiones programadas, con su combinación de atención plena, aprendizaje y debate, brindaban la oportunidad de hablar de los retos a la vez que se afirmaba una base común.

Un objetivo central era fomentar un entorno seguro para el intercambio mutuo. Yo no pertenecía al personal y acordamos que lo que se dijera durante las sesiones quedaría reservado al grupo. La confidencialidad y el respeto son fundamentales para el éxito de cualquier grupo. Las reuniones constantes aumentaron la confianza y la capacidad de compartir. Con el tiempo, incluso los que solían permanecer callados empezaron a hablar más seguido. Algunos miembros pidieron ayuda en los momentos difíciles. La insistencia del grupo en el autocuidado y el crecimiento fomentó un entorno de ayuda sostenible en la organización después de las sesiones.[7]

Una comunidad de apoyo es esencial para prevenir la fatiga por compasión y otros retos.[8] La creación de vínculos en el grupo y el desarrollo de habilidades promueven la resiliencia cotidiana a la vez que generan una reserva de fortaleza para los momentos más difíciles. La resiliencia, al fin y al cabo, no se limita a la recuperación de las adversidades.[9] Aumentamos la capacidad de recuperarnos de los retos y también prosperamos con más sabiduría y fortaleza.

ELIJA UN ENTORNO LABORAL SOSTENIBLE

Sea proactivo a la hora de elegir dónde y con quién trabaja en una función asistencial profesional. La creación de una microcultura de apoyo en el lugar en el que se encuentre es una de las mejores herramientas para aumentar la resiliencia.[10] Recuerde que el contexto afecta la sostenibilidad.[11] Considere estas estrategias:

1. Tenga presente su declaración de propósitos, sus valores y virtudes cuando contemple distintos lugares de trabajo.[12] La ubicación, el dinero y el prestigio influyen sin duda, pero la sostenibilidad del puesto no se basa solo en esos factores.
2. Investigue el propósito y los valores de una organización. Escuche las historias de los empleados, busque noticias y analice las políticas para ver si las acciones reflejan el propósito y los valores articulados. Asegúrese de que sus propios propósitos, valores y virtudes coinciden con los de la organización.[13]
3. Examine el potencial de apoyo de sus compañeros, ya que ellos pueden aportar una perspectiva y motivación valiosas.[14] Haga caso a sus instintos en cuanto al desarrollo de relaciones positivas con los compañeros de trabajo.
4. Piense en los mentores. Las relaciones con mentores brindan la educación que no recibió en la escuela.[15] Un entorno laboral ideal, especialmente al principio de su carrera profesional, incluye un mentor en la organización o en la comunidad. Invierta en relaciones con mentores y haga preguntas. Los ayudantes experimentados aportan perspectivas sobre cómo afrontar los retos.[16]

5. Mantenga conexiones fructíferas con mentores y compañeros fuera del lugar de trabajo. Pueden aportar perspectivas valiosas sin necesidad de implicar la cultura de la organización.

Voces desde el terreno: Invierta en relaciones con mentores.

"Las relaciones con mentores son vitales para el éxito personal y profesional. Tales conexiones son una importante fuente de desarrollo profesional continuo. Cultive relaciones positivas con los mentores al hacer preguntas y establecer objetivos. Tener un mentor y ser mentor son gratificantes personalmente y para las comunidades en las que trabajamos". Douglas, veterinario, Canadá y Estados Unidos

---

Procese los sucesos difíciles en equipo

Ayudar a otras personas no es un asunto unidireccional y se nos pide dar y recibir.[17] Esto le impactó a Mark hace años. Un día soleado, él y otro bombero se vieron lidiando con un trágico accidente mientras la escena del siniestro se llenaba de espectadores curiosos. La situación parecía irreal y la tensión era intensa. Fue una de esas experiencias que paran a la gente en seco y cambian las percepciones de la vida.

Tras el suceso, los dirigentes organizaron una sesión informativa sobre el estrés por incidencia crítica (CISD) para todos los que habían trabajado en la escena. Cada participante tuvo la oportunidad de compartir su propia descripción, cómo se produjo la llamada y qué oyeron, vieron u olieron. La charla pasó a tratar cómo vivieron el suceso, qué pensaron y cómo se sintieron. Al principio, los participantes que se sentaron encorvados en sillas plegables con los ojos clavados en el suelo. Mientras hablaban, se sentaron más erguidos y se miraron unos a otros.

"Sentí y vi que la gente se quitaba un peso de encima", explicó Mark. "Fue como si tuviéramos un vínculo más profundo y pudiéramos apoyarnos mejor los unos a los otros después de hablar de lo que habíamos vivido". El modelo CISD proporciona un marco formidable para compartir con confianza y apoyarse mutuamente. Compañeros capacitados, junto con un profesional de la salud mental, dirigen sesiones que todo participante puede solicitar después de un suceso traumático.

Desarrollado por el ex socorrista Jeffrey Mitchell, PhD, el CISD "intenta mejorar la resistencia a las reacciones de estrés, crear resiliencia o la capacidad de recuperarse de una experiencia traumática, y facilitar tanto la recuperación del estrés traumático como el retorno a las funciones normales y saludables".[18] Los acontecimientos graves tienen el poder emocional de anular las habilidades de superación habituales, por lo que la intervención tiene un valor incalculable.[19]

Los líderes de las organizaciones desempeñan un papel esencial en la promoción de la sostenibilidad del grupo mediante oportunidades como la participación en el CISD. El liderazgo puede aumentar la eficiencia del equipo al aceptar que los factores estresantes son legítimos y que es responsabilidad de la organización promover el bienestar.[20] La comunicación abierta y eficaz sobre los retos a todos los niveles normaliza las reacciones adversas a los traumas y la necesidad de intervenciones. Un intercambio importante nos ayuda a replantear los sucesos adversos y a recuperarnos de ellos.[21]

Voces desde el terreno: Hable de los sucesos traumáticos.

"Es importante hablar de los acontecimientos traumáticos. Mostrar vulnerabilidad es una buena manera de normalizar las reacciones a cosas muy duras. Hacerlo juntos permite a los compañeros de trabajo saber: 'Yo también estoy intentando procesar esto y no es fácil', así que podemos apoyarnos mutuamente. Es mucho más útil que el humor negro, deshumanizar a las personas a las que ayudamos o ridiculizar a los compañeros cuando tienen dificultades." Mark, bombero, Estados Unidos

Los líderes de los grupos de apoyo alientan con delicadeza a la gente a compartir cuando es difícil. Bonnie, una trabajadora social que dirige sesiones del CISD, recordó una ocasión después de la muerte de un niño. El agente que había cuidado al niño permaneció agachado y en silencio casi todo el tiempo. Cuando le preguntaron por el niño, vaciló y luego contestó en voz baja, describiendo lo sucedido y cómo se sentía. Los participantes se sintieron profundamente conmovidos y respondieron con apoyo sincero. Bonnie dijo: "Todo el mundo se aferraba emocionalmente a los demás durante este espacio. Podías ver cómo se producía la curación".

Un proceso de grupo para analizar sucesos difíciles puede aumentar la eficacia de la organización y la sostenibilidad de los empleados.[22] Algunas organizaciones del sector sanitario utilizan un proceso de evaluación por pares después de sucesos traumáticos para analizar lo sucedido y desarrollar formas de mejorar los cuidados. Procesar lo difícil con otras personas amplía nuestras perspectivas y nos recuerda que formamos parte de algo más importante que nosotros mismos.

No tenemos por qué sufrir solos después de experiencias difíciles. Los demás pueden ayudarnos a sostener la luz de la esperanza si nos sentimos perdidos, para que podamos retomar el camino más rápidamente. La luz que emanamos juntos no solo brilla durante las tormentas, sino que nos ofrece también orientación continua para el camino. A veces esto significa recuperarnos juntos a largo plazo.

Voces desde el terreno: Cuando la situación se ponga difícil, pida ayuda.

"Cuando puedes ayudar a alguien, es un sentimiento magnífico. Pero afrontar momentos traumáticos puede ser realmente duro. Cuando se vuelva muy difícil, pida ayuda. Hable con otras personas, con un compañero de confianza o con un profesional". Mike, bombero, Estados Unidos

Recupérese junto a otros

Podemos recuperarnos de los retos continuos al dar y recibir ayuda de otras personas con dificultades similares.[23] Ana lo asegura de todo corazón cuando habla de su participación en las reuniones de Al-Anon durante treinta y cinco años. Explica: "Puedo ir a una reunión de Al-Anon y sentirme ansiosa o enojada con todo el mundo. Cuando empieza la reunión y leemos los Doce Pasos, me tranquilizo. Veo a personas que sé que han luchado tanto como yo y que parecen estar bien. Me ayuda a creer que yo también puedo estar bien. Esto me tranquiliza".

En Al-Anon, profesionales, jubilados, cuidadores y adultos jóvenes de diversas procedencias económicas y culturales se reúnen en un círculo para escuchar y compartir. Algunos han asistido a cientos de reuniones y otros están allí por primera vez. Todos se han visto afectados negativamente por el alcoholismo de alguien. Las reuniones comienzan con una bienvenida y un momento de silencio que termina con una oración. Un dirigente lee el propósito del grupo, las expectativas y los procedimientos. Se mantiene el estricto anonimato sobre quién asiste y lo que se dice y esto brinda seguridad para compartir de manera honesta.

La conversación se centra en la aplicación de los Doce Pasos a la vida cotidiana. "*1. Reconocemos que somos impotentes ante el alcohol, que nuestras vidas se han vuelto imposibles de manejar...*"[24] Los participantes reconocen los puntos en común, tienen un objetivo compartido y comprenden unas pautas claras. Los tres componentes ayudan a los grupos a alcanzar un nivel más profundo de significado.

Voces desde el terreno: Anime a otros a compartir.

"Los miembros tienen una profunda conexión entre sí. Nos reunimos para compartir experiencias y fortalecer la esperanza. Los nuevos participantes son bienvenidos, porque sabemos lo difícil que es estar ahí por primera vez. Todos arrastramos heridas. Les decimos a los nuevos miembros del grupo: "Puede que no te gusten todos los integrantes del grupo, pero aprenderás a querernos". Ana, pastora, Estados Unidos

Lois Wilson fundó Al-Anon para familiares de alcohólicos a partir del modelo de grupo de Alcohólicos Anónimos (AA).[25] Al-Anon y AA han ayudado con éxito a la gente a curarse desde 1935. Proporcionan un modelo de reunión que promueve el intercambio auténtico, el aprendizaje dinámico y el apoyo sin prejuicios.

> "*Comunidad no significa necesariamente vivir cara a cara con los demás; más bien, significa no perder nunca la conciencia de que estamos conectados unos con otros. Se trata de abrirse plenamente a la realidad de la relación, estemos o no solos.*" —Parker Palmer[26]

Encontrar y desarrollar espacios seguros para promover la curación exige un trabajo deliberado y valiente. A veces tenemos que mirar fuera de nuestro entorno y función asistencial para encontrar esos lugares. El trabajo solitario es importante para la curación y el crecimiento personales, pero también precisamos conexiones.[27] Nuestra capacidad de autoengaño y de juicio puede desviarnos del camino, alejándonos del cuidado sostenible. Las personas que apoyan de verdad se niegan a seguir patrones de comportamiento perjudiciales que alejan de un camino saludable.[28]

Las conexiones saludables nos ayudan a mantener el rumbo y a recuperarnos mejor de lo que podríamos hacerlo solos.[29] Las comunidades seguras, caracterizadas por la confianza y la aceptación, dejan espacio para el propio camino interior a la vez que proporcionan una sensación de acompañamiento.[30] Dar el primer paso para conectar con cualquier grupo o dirigirlo puede ser lo más difícil. Recurra a la ayuda de una persona de apoyo segura para atreverse a avanzar. Salir de nuestra zona de confort incluye riesgos, pero también aumenta la comunidad.

Voces desde el terreno: Tenga amigos fuera del trabajo.

"Como líder, no podía acudir a mi personal en busca de apoyo, así que es importante tener amigos fuera de la organización. Como compañeros en funciones muy diferentes con objetivos similares, podíamos servirnos de mentores mutuamente. Tienes que ser tu propio gendarme del bienestar. Esto significa reservar tiempo para el autocuidado y estar con gente que te apoye". Robyn, defensora de los jóvenes, Honduras

Amplíe su comprensión de la comunidad

La concepción de la comunidad determina a quién incluimos en nuestro mundo. Mi comunidad solía ser bastante pequeña: solo incluía a las personas de mi entorno inmediato. Descubrí todo un mundo nuevo de conexiones y apoyo significativos cuando viajé a Honduras.

Un camión blanco destartalado repleto en su parte trasera de hombres y chicos y grupos de niños descalzos cerca de calles concurridas fueron algunas de mis primeras imágenes de Honduras. Pasamos en coche por delante de guardias con ametralladoras en las esquinas y laderas empinadas cubiertas de chozas de hojalata. Me sentí como si hubiese viajado a otro mundo. En cierto modo lo había hecho, pero descubrí que tenemos mucho más en común de lo que solemos pensar.

Mi mundo se amplió con cada viaje a Honduras. Mi red de apoyo incluye ahora una maravillosa variedad de amigos de Centroamérica, Asia y África. Aprendo constantemente de las experiencias en comunidades muy alejadas de lo que consideraba comunidad en un principio. Personas con una variedad de perspectivas me ayudan a ver la vida de otra manera y a afrontar los retos con esperanza. La comunidad puede ser mucho más amplia de lo que pensamos.

Podemos ampliar nuestro sistema de apoyo al cambiar la forma de ver la comunidad. David, profesional de la salud mental y educador, descubrió esto mientras trabajaba en escuelas internacionales de Hungría, Bangladesh y Bélgica. En un paseo por un campus con los típicos edificios de ladrillo podía encontrar estudiantes en vaqueros o con un hiyab: personas de varios continentes que pueden decir "Hola", "Salut" o "Assalamu alaikum".

Las diferencias son patentes, pero también las similitudes. David explicó: "Al trabajar en comunidades internacionales, descubrimos que la gente se centra más en los elementos comunes que en las diferencias. Hablaba a menudo con colegas de todo el mundo sobre los mismos retos. La gente tiene respuestas muy humanas y se enfrenta a muchas de las mismas frustraciones en todo el mundo. Hay más aspectos comunes que diferencias".

Podemos aumentar el tamaño y la profundidad de la comunidad si nos centramos en los puntos comunes más que en las diferencias. Mire fuera de su papel, lugar de trabajo y espacio vital para disfrutar de conexiones significativas que inspiren y nutran. Unos simples cambios de perspectiva, junto con un toque de humildad, pueden ampliar las posibilidades de encontrar apoyo.

Voces desde el terreno: Supere los prejuicios.

"No importa cómo vivamos, siempre volvemos a nuestras raíces. Tenemos que elevarnos por encima de nuestros propios prejuicios para ofrecer cuidados con una perspectiva de humanidad común. Cuando construimos puentes entre culturas, abrimos posibilidades". Rumbidzai, cuidadora familiar y defensora de la sostenibilidad, Zimbabue y Estados Unidos

¿Cómo describiría su comunidad? ¿Quiénes la integran? ¿Cómo sería para usted una imagen que represente a la comunidad? Ahora amplíe la imagen: ¿cómo puede expandir su comunidad?

ESTRATEGIAS PARA AMPLIAR SU COMUNIDAD

- Tome conciencia de su percepción de las relaciones y luego amplíe su perspectiva para ver con quién tiene puntos en común.[31] Por ejemplo, los médicos pueden encontrar mucho en común con los veterinarios, los enfermeros, los socorristas y otros ayudantes. Encuentre y ofrezca apoyo fuera de las conexiones típicas.
- Invierta en relaciones ajenas a su función asistencial para anclarse en la realidad y aumentar el espíritu lúdico. Juegue con un niño, observe los pájaros con un anciano y pasee con un amigo para recordar que usted no es solo uno de sus papeles.
- - Desarrolle conexiones fuera de su entorno. La exploración de diferentes culturas y grupos sociales ofrece oportunidades abundantes de crecimiento y sustento.[32]
- Inicie oportunidades para mantener conversaciones más profundas con la gente. Pregunte a un colega sobre un caso

sensible o a un amigo sobre cómo encuentra el equilibrio. No hace falta que vean el mundo igual que usted, sino que estén dispuestos a escuchar y a respetar su perspectiva.[33]

- Ofrézcase como voluntario en entornos distintos al suyo normal. Pase tiempo en el centro de acogida local o participe en un viaje internacional de voluntariado. Cuando ampliamos los límites de nuestra zona de confort, permitimos que más personas accedan a nuestra concepción de la comunidad.
- Disfrute de la compañía de un animal. Acurrúquese con un gatito o pasee perros en el centro de acogida de animales local. El vínculo entre el ser humano y el animal es muy poderoso y puede ser una excelente fuente de cuidados.
- Programe conversaciones virtuales continuas con personas de otras partes del mundo que conozca y respete.

Cuando ampliamos una comunidad y nos apoyamos en ella, creamos un entorno más útil para las personas con las que trabajamos y para las que trabajamos. La comunidad y la asistencia van mucho más allá de las fronteras que solemos ver como barreras. La perspectiva de un mundo más amplio nos ayuda a ver conexiones que trascienden nuestras funciones asistenciales. Las personas que nos apoyan y que tienen experiencias diversas nos ofrecen una valiosa perspectiva, especialmente cuando atravesamos dificultades. Nuestro "juntos" como ayudantes es mucho más amplio de lo que pensamos.

Brille con más intensidad

Al igual que los faros luminosos que ofrecen orientación, brillamos con mucha más intensidad cuando damos y recibimos colectivamente. Aproveche la relación mutua entre dar y recibir cuidados. Aliente a la familia, los amigos, los colegas y las organizaciones a dedicar tiempo a fomentar la resiliencia mediante la conversación y el apoyo. Hablen juntos de las alegrías y los desafíos para incrementar una sostenibilidad que beneficie a todos los involucrados. Juntos, encontramos y desarrollamos un fundamento común saludable.

No tenemos por qué cargar solos con las penas y necesidades del mundo. Piense en lo tenue que sería la luz del cuidado si ese fuera el caso. Nuestros caminos únicos e individuales se conectan y avanzan hacia el objetivo común de convertir el mundo en un lugar mejor.

Que podamos arrojar luz sobre lo hermoso que es cuidar de otros mientras mantenemos en alto la esperanza que se desprende de la fuerza y la bondad compartidas. Ahora que hemos visto las distintas partes de un camino sostenible, vamos a examinar cómo se combinan esas partes. Una mirada más atenta a la resiliencia puede inspirar y ofrecer orientación para seguir adelante. La búsqueda de prácticas de cuidado resilientes y sostenibles es constante, pero cada pequeño paso puede llevar a grandes cambios. ¡Siga brillando por dentro y por fuera!

GUÍA DE ESTRATEGIAS PARA PROSPERAR

1. Participe en un grupo continuo centrado en la creación de resiliencia y sostenibilidad.
2. Actúe de forma intencionada a la hora de elegir un entorno laboral sostenible.
3. Fomente relaciones de apoyo con mentores y colegas.
4. Procese los acontecimientos difíciles con otras personas.
5. Encuentre sanación con un grupo de personas que se enfrentan a problemas similares.
6. Amplíe su comprensión de la comunidad para aumentar la red de apoyo.

Preguntas de diálogo

¿Qué procesos de grupo le parecen útiles?

¿Cómo define usted la comunidad?

¿Qué es lo que hace que una comunidad sea segura y le brinde apoyo?

¿Cómo puede aumentar el espíritu de comunidad en su vida?

¿Cuáles son los beneficios de ampliar la comunidad? ¿Cuáles son los retos?

¿Le gustaría hablar de alguna otra idea del capítulo?

Capítulo 10

PROSPERE AL DISFRUTAR DE MAYORES NIVELES DE FUERZA Y RESILIENCIA

Podemos prosperar con alegría incluso en medio de las dificultades.

Vea el camino resiliente y sostenible

Tuve un momento de "¡Sí! ¡Eso sí que es cuidado resiliente y sostenible!" unos meses después de dejar un puesto difícil que había afectado mi bienestar. Había trabajado mucho para promover el cuidado sostenible, pero la organización estaba demasiado inmersa en la disfunción, así que no pude crear los cambios que necesitaba para quedarme. Mi momento "¡Sí!" se produjo mientras estaba en Honduras trabajando en diversos proyectos, entre ellos una brigada médica. Sentí que caminaba bajo el sol por un sendero despejado.

Los cuidados resistentes y sostenibles no significan que no haya retos ni tormentas en el camino, sino que encontremos más satisfacción que estrés. Nos recuperamos de las dificultades con esperanza y propósito. Podemos volver a casa después de un día largo y seguir teniendo energía para jugar con los niños, sacar a pasear al perro o preparar una buena cena. El estrés de un compañero de trabajo o la grosería de un paciente no dominan nuestra percepción del día. Podemos apoyar a un familiar sin que sus dificultades se conviertan en las nuestras.

Cuidar de forma sostenible significa que podemos ser sinceros al afrontar una pérdida difícil. Pedir ayuda después de cometer un error no nos da miedo. Nos damos un abrazo y nos decimos palabras amables cuando tenemos dificultades en vez de hacernos reproches. Compartimos nuestras opiniones incluso cuando difieren de las de otras personas, a las que permitimos hacer lo mismo. Los cuidados resistentes y sostenibles significan muchas cosas e incluyen ser auténticos con respecto a nuestras creencias e identidades. El propósito nos aporta más combustible que el café o la ansiedad, así que afrontamos cada día con energía renovada.

Mi momento reciente de cuidado resiliente y sostenible se produjo después de un intenso día con una brigada médica. Una fila de personas serpenteaba alrededor de la clínica improvisada en un pueblo de las montañas hondureñas. Mujeres con niños pequeños agarrados a sus faldas de colores brillantes, hombres mayores con sombreros que les tapaban los ojos y adultos jóvenes con camisetas donadas en eventos estadounidenses esperaron pacientemente durante horas. Las familias habían viajado a pie kilómetros y kilómetros para recibir la única asistencia médica disponible.

Médicos y otros ayudantes de Estados Unidos y Honduras convirtieron una pequeña escuela en una clínica médica por un día. Los dentistas colocaron sillas de jardín para hacer exámenes y extracciones dentales. Los médicos se reunieron con la gente en grupos de sillas y pupitres escolares en salas abarrotadas.

Entre el ajetreo, un médico me pidió que ofreciera asistencia pastoral a Juanita, una mujer que luchaba contra una relación abusiva.

Le seguí hasta su puesto, donde estaba sentada ella con la cabeza gacha y las manos en el regazo. Juanita hablaba entre lágrimas de cómo su marido le pegaba e insultaba. Se negaba a dejarla ir a la iglesia y a otras reuniones sociales porque decía: "Dios no te quiere, así que no mereces ir". Ella explicó: "La última vez me pegó tanto que pensé que seguro que iba a morir. Me va a matar".

A nosotros nos queda claro que un maltrato así no es aceptable, pero Juanita no estaba segura de merecer una vida mejor. Después de todo, eso era lo que le gritaba su marido, y la complacencia de los demás lo reafirmaba. Intenté convencerla de que valía la pena preocuparse por ella y que debía ser tratada de otra manera, con amabilidad y respeto.

Mientras Juanita y yo hablábamos, Larry, uno de los jefes de brigada, entró ansioso en la sala y gritó: "¿Qué haces aquí? ¿No ves la larga cola de gente que está esperando para ver a un médico?" Yo me había concentrado en intentar ayudar a Juanita y su furia me tomó por sorpresa.

Salimos de la sala y encontramos el único espacio disponible: una zona llena de niños. Mientras continuábamos nuestra conversación, un niño pequeño se paró al lado de Juanita, quien me explicó con tristeza que él era un alma gemela. "Sus padres le pegan y yo intento ayudarle, porque sé lo difícil que es".

Juanita intuía que el maltrato estaba mal, pero necesitaba a alguien que confirmara sus sospechas y la ayudara a ver una forma mejor de vivir. La abracé cuando rompió a llorar y recé con ella para asegurarla del amor de Dios. No sé lo que hizo después de que hablamos, pero tenía la esperanza de que nuestra conversación le hubiera dado el valor para buscar una salida segura.

Mi rato con Juanita estuvo lleno de emociones y significado. Me quedé agotada y entristecida por los abusos que ella, el niño y otros sufren. Me descorazonó la falta de recursos para tanta gente. Tenía muchas ganas de cambiar el mundo por ellos, pero me sentía impotente. Recordé el exabrupto de Larry y me invadió la vergüenza. Los sucesos del día me hicieron recordar los retos y el dolor que había soportado a lo largo de los años. Me había esforzado mucho por recuperarme del trabajo tóxico que había dejado hacía poco, pero eso invadió la mezcla emocional del día.

Reconocí conscientemente cómo me sentía, me di un abrazo y me dije: "Más tarde. Puedo ocuparme de esto más tarde". Después de ayudar a unas cuatrocientas personas, empaquetamos los suministros restantes, guardamos las sillas y subimos a los autobuses listos para llevarnos montaña abajo.

Contemplé el cambio del paisaje montañoso a los campos de caña de azúcar y pensé en el día. En medio del caos de sentimientos, recordé mi declaración de propósitos: "*Glorificaré a Dios y promoveré una vida sana, caracterizada por el amor, la bondad, la paz, la honestidad y la esperanza*". Recé y medité centrada en la compasión hacia mí misma. Reemplacé el diálogo interno negativo que rondaba por mi mente por mensajes positivos y sanadores. Pensé en límites saludables y en mis responsabilidades.

Lloré lágrimas de consuelo y debatí si enfrentarme o no a Larry. Como llevábamos tan poco tiempo trabajando juntos, decidí no hacerlo y logré desprenderme de mi rabia y dolor. Hablar con un amigo fuera del grupo me ayudó a procesar lo ocurrido y a liberarme de la vergüenza. Me permití sentir la mezcla de desgarro de un día difícil -un año difícil, en realidad- pero también sabía que había esperanza, aunque no pudiera sentirla en ese momento. Al día siguiente, tuve la sensación de haberme quitado un gran peso de encima y esperaba con ilusión nuevas oportunidades.

Los retos del día no eran más que un obstáculo en mi camino. Conseguí desprenderme de lo que me agotaba la energía y avanzar para ayudar a otras personas a la vez que promovía mi mejor yo equilibrado. Los momentos de risas y abrazos eclipsaron la angustia que sentí al estar con personas que sufrían abusos, familias que intentaban sobrevivir en la pobreza y niños que lidiaban con las adicciones de sus padres. Los momentos de autocuidado se sumaron a las conexiones significativas para darme un impulso a seguir adelante.

He descubierto el cuidado sostenible y soy más fuerte que nunca. La resiliencia es una fiel aliada y el propósito se ha convertido en la luz que me guía. Puedo ayudar a otros a la vez que me mantengo anclada en lo que es importante para reflejar mi mejor yo equilibrado. La autocompasión es ahora parte integral de la vida cotidiana. Me esforcé mucho por perdonarme a mí misma y a los demás, y eso me ha liberado del dolor del pasado.

La ansiedad me inspira para afrontar los retos, pero no gobierna mis días. Los conflictos y las pérdidas tendrán una presencia en la vida, pero creo que puedo afrontarlos con integridad y esperanza. Ahora puedo pedir ayuda a toda una serie de recursos y a una comunidad que me apoya y, al hacerlo, puedo disfrutar del cuidado con el que los ayudantes intentamos dar forma al mundo. Mi camino ha sido largo, pero en muchos sentidos recién comienza.

Utilice la guía de estrategias para prosperar

Cultivar la resiliencia y la sostenibilidad forma parte de un camino de toda la vida. Los esfuerzos por fortalecer nuestro mejor yo equilibrado, reducir la ansiedad y ampliar el apoyo requieren una atención constante, pero también pueden aportar alivio inmediato. Las estrategias para prosperar mientras cuidamos incluyen:

Fortalecer la mejor versión equilibrada de sí mismo

- Desarrolle una conciencia del apoyo y de los retos compartidos en todas las funciones asistenciales a nivel global.
- Articule los valores personales, las virtudes y el propósito.
- Defina su mejor yo equilibrado a partir de valores, virtudes y propósitos importantes, y ayúdese a demostrarlo en las interacciones diarias.
- Fije y respete unos límites saludables.
- Fomente la compasión por uno mismo y por los demás.
- Ofrezca autoperdón para recuperarse y aprender de los errores.

Disminuir la ansiedad y aumentar la capacidad de regular las emociones

- Aumente la autodiferenciación para regular la ansiedad.
- Disminuya la ansiedad de grupo.
- Elija perspectivas de vida.
- Reconozca y desactive los disparadores emocionales.
- Sea consciente y fomente la espiritualidad para ampliar la paz interior.
- Modifique la percepción del conflicto para aumentar las posibilidades constructivas.
- Perciba y desarticule los patrones de conflicto en los grupos.
- Cambie las costumbres conflictivas poco útiles utilizando una serie de habilidades.

- Tome conciencia de las reacciones al duelo y de las formas de promover una recuperación saludable.

Ampliar el apoyo

- Aumente y utilice los recursos disponibles.
- Desarrolle oportunidades para conectarse con los demás.
- Hable de los retos y las vulnerabilidades con personas de confianza.
- Amplíe el sentido de comunidad.
- Sea una persona de confianza para los demás.
- Influya en las personas y los grupos para que sean más resilientes y sostenibles.

Mire el camino que le queda por recorrer

Ahora que ha aprendido varias formas de aumentar la resiliencia, puede diseñar un camino más sostenible. Espero que siga encontrando apoyo y orientación en *Cuidados resilientes y sostenibles*. Realizar cambios importantes en la vida requiere tiempo y determinación. Todos enfrentamos desafíos al intentar cambiar. Cuando la vida se pone difícil, solemos caer en viejos hábitos, aunque no sean beneficiosos. Tenga esperanza y recuerde que incluso los pequeños cambios marcan una enorme diferencia.

Espero ayudarle especialmente cuando el cambio es difícil de encontrar o la sostenibilidad parece un sueño lejano. Siga desarrollando su propia guía de prosperidad y añada elementos de *Cuidados resilientes y sostenibles* a su camino a lo largo del tiempo. Las estrategias que más le llamen la atención se convertirán en algo natural con la práctica. Puede conectarse con conceptos y herramientas para situaciones específicas si vuelve a consultar los capítulos correspondientes. Construya equilibrio y resiliencia con intención.

Busque recursos adicionales de *Cuidados resilientes y sostenibles*, como cuadernos de ejercicios complementarios y reflexiones diarias. Visite mi página web (karenschuder.com) para obtener información sobre servicios adicionales, conferencias o talleres. Convirtamos el cuidado de los demás en un camino más sostenible y lleno de alegría.

Usted transforma el mundo con bondad mientras ayuda a los demás. Le agradezco todo lo que hace para mejorar el mundo. Usted es una bendición y merece el mismo cuidado que ofrece a otras personas. Al fortalecer su mejor yo equilibrado, al disminuir la ansiedad y al ampliar el apoyo, encontrará más alegría y energía para la experiencia de ayudar a los demás. La resiliencia y la sostenibilidad son una realidad, no solo una esperanza.

Resiliencia en acción: Imagine su viaje sostenible

Las sonrisas y la amabilidad le sustentan en el camino para ayudar a los demás. Los momentos tiernos crean un respiro, una pausa para aceptar el sentido. Las dificultades y las frustraciones ponen a veces a prueba el progreso, especialmente cuando van acompañadas de dudas y descorazonamiento. Ya conoce la fuerza de la resistencia. Pero incluso en esos momentos, se activa un sentido de propósito y sigue adelante con determinación. No con cansancio, sino con pasos llenos de esperanza. Cuando en ocasiones le derriban y le cuesta volver a levantarse, intente encontrar corazones solidarios que le ofrezcan una mano.

A través de todo esto, manténgase anclado en el propósito y la paz. Sabe que puede manejar las dificultades y seguir prosperando.

Apéndice A

LISTA DE LECTURAS RECOMENDADAS

Capítulo 2

Buckingham, Marcus, y Donald O. Clifton, PhD. *Now, Discover Your Strengths (Ahora, descubre tus fortalezas).* Nueva York: Gallup Press, 2020.

Stephen R. Covey, *Los 7 hábitos de la gente altamente efectiva: Lecciones poderosas sobre el cambio personal.* Nueva York: Simon & Schuster, 1989.

Frankl, Viktor E. *El hombre en busca de sentido: Una introducción a la logoterapia.* 3a ed. Nueva York: Simon & Schuster, 1984.

Gilbert, Roberta M. *Relaciones extraordinarias: Una nueva forma de pensar en las interacciones humanas.* Nueva York: John Wiley & Sons, Inc., 1992.

Senge, Peter M. *La quinta disciplina: El arte y la práctica de la organización que aprende.* Nueva York: Doubleday, 2006.

Capítulo 3

Cloud, Henry y John Townsend. *Límites: Cuándo decir sí, cómo decir no para tomar las riendas de su vida.* Grand Rapids, MI: Zondervan, 2017.

Gilbert, Roberta M. *Los ocho conceptos de la teoría Bowen.* Lake Frederick, VA: Leading Systems Press, 2004.

Manning, Shari Y. *Querer a alguien con trastorno límite de la personalidad: Cómo evitar que las emociones descontroladas destruyan su relación.* Nueva York: The Guilford Press, 2011.

Skovholt, Thomas M., y Michelle Trotter-Mathison. *El profesional resiliente: Agotamiento y fatiga por compasión Estrategias de prevención y autocuidado para las profesiones asistenciales.* 3ª ed. Nueva York: Routledge Taylor & Francis Group, 2016.

Capítulo 4

Chodron, Pema *Empiece donde esté: Guía para una vida compasiva.* Boulder, CO: Shambhala Publications, Inc., 1994.

Jinpa, Thupten *Un corazón intrépido: Cómo el coraje de ser compasivos puede transformar nuestras vidas.* Nueva YorK: Avery, 2015.

Neff, Kristin. *Autocompasión: El poder demostrado de ser bueno con uno mismo.*Nueva York: Harper Collins Publishers, 2011.

Smedes, Lewis B. *El arte de perdonar: Cuando debe perdonar y no sabe cómo.* Nueva York: Ballantine Books, 1996.

Capítulo 5

Brown, Jenny. *Creciéndote a ti mismo: Cómo llevar lo mejor a todas las relaciones de la vida.* 2ª ed. Dunedin, Nueva Zelanda: Exisle Publishing, 2017.

Dalai Lama, Desmond Tutu y Douglas Abrams. *El libro de la alegría: Alcanza la felicidad duradera en un mundo en cambio constante.* Nueva York: Avery, una editorial de Penguin Random House, 2016.

Hansel, Tim. *Tienes que seguir bailando: En medio de los pesares de la vida, puedes elegir la alegría.* Elgin, IL: David C. Cook Publishing Co., 1985.

Kabat-Zinn, Jon. *Recobrando el sentido común: Sanarnos a nosotros mismos y al mundo a través de la atención plena.* Nueva York: Hyperion, 2005.

Siegel, Daniel J. "Entrenamiento de la atención plena y la integración neuronal: La diferenciación de distintas corrientes de conciencia y el cultivo del bienestar". *Neurociencia social, cognitiva y afectiva* 2, no. 4 (diciembre de 2007): 259-263. https://doi.org/10.1093/scan/nsm034.

Capítulo 6

Chaleff, Ira. *Desobediencia inteligente: Hacer lo correcto cuando lo que te dicen que hagas está mal.* Oakland, CA: Berrett-Koehler Publishers, Inc., 2015.

Lederach, John P. *El pequeño libro de la transformación de conflictos: Clara articulación de los principios rectores por un pionero en la materia.* Nueva York: Good Books, 2003.

Pachter, Barbara, y Susan Magee. *El poder de la confrontación positiva: Las habilidades que necesita saber para manejar los conflictos en el trabajo, en casa y en la vida.* Nueva York: Marlowe & Company, 2000.

Schrock-Schenk, Carolyn, y Lawrence Ressler, eds. *Hacer las paces con el conflicto: Habilidades prácticas para la transformación de conflictos.* Harrisonburg, VA: Herald Press, 1999.

Tutu, Desmond y Mpho Tutu. *El libro del perdón: El camino de sanación para nosotros y nuestro mundo.* Nueva York: Harper One, 2015.

Capítulo 7

Bonanno, George A. *El otro lado de la tristeza: Lo que la nueva ciencia del duelo nos dice sobre la vida después de la pérdida.* Nueva York: Basic Books, 2009.

Kubler-Ross, Elizabeth, y David Kessler. *Sobre el dolor y el duelo: Cómo encontrar el sentido del duelo a través de las cinco etapas de la pérdida.* Nueva York: Simon & Schuster, 2005.

Noel, Brook, y Pamela D. Blair. *No estaba listo para decir adiós: Sobrevivir, afrontar y sanar después de la muerte súbita de un ser querido.* Naperville, IL: Sourcebooks, Inc., 2018.

Westberg, Granger E. *Ante la pérdida de un ser querido.* Philadelphia: Fortress Press, 1971.

Capítulo 8

Brown, Brené. *Los dones de la imperfección: Despréndase de quien cree que debe ser y acepte quien es*. Center City, MN: Hazelden Publishing, 2010.

Graham, Linda. *Resiliencia: Prácticas poderosas para recuperarse de la decepción, la dificultad e incluso el desastre*. Novato, CA: New World Library, 2018.

Van Dernoot Lipsky, Laura, y Connie Burk. *Gestión del trauma: Una guía cotidiana para cuidar de uno mismo mientras cuida de otros*. Oakland, CA: Berrett-Koehler Publishers, Inc., 2009.

Capítulo 9

Hanson, Rick. *Resiliente: Cómo cultivar un núcleo inquebrantable de calma, fortaleza y felicidad*. Nueva York: Harmony Books, 2018.

Mitchell, Jeffrey T. "Critical Incident Stress Debriefing (CISD)", (en inglés)."https://www.info-trauma.org/critical debate sobre el estrés en incidentes.

Palmer, Parker J. *Una plenitud oculta: El camino hacia una vida indivisa*. San Francisco, CA: Jossey-Bass, 2004.

NOTAS FINALES

Capítulo 1

1. Suzanne E. Tomasi, Ethan D. Fechter-Leggett, y Nicole T. Edwards, "Suicidio entre veterinarios en Estados Unidos de 1979 a 2015", *Journal of the American Veterinary Medical Association* 254, no. 1 (enero de 2019): 104-112. https://doi.org/10.2460/javma.254.1.104.

2. Sara Berg, "El agotamiento de los médicos: no es culpa suya, sino de su especialidad médica", *American Medical Association*, consultado el 28 de julio de 2020, http://ama-assn.org.

3. Thomas P. Reith, "Agotamiento en los profesionales sanitarios de Estados Unidos: Una revisión narrativa", *Cureus* 10, no.12 (4 de diciembre de 2018): e.3681, https://doi.org/10.7759/cureus.3681.

4. McCormack, Hannah M., Tadhg E. Macintyre, Deidre O'Shea, Matthew P. Herring, y Mark J. Campbell, La prevalencia y la(s) causa(s) del agotamiento entre los psicólogos aplicados: Una revisión sistemática", *Frontiers in Psychology* 9, no.1897 (16 de octubre de 2018): https://www.ncbi.nlm.nih.gov/pmc/ articles/PMC6198075/.

   Simionato, Gabrielle K. y Susan Simpson, "Factores personales de riesgo asociados al agotamiento entre psicoterapeutas:

Una revisión sistemática de la literatura," *Journal of Clinical Psychology* 74, no.9 (24 de marzo de 2018):1431-1456, https://doi.org/10.1002/jclp.22615.

5. Suhus Kulkarni, Dagli Namrata, Prabu Duraiswamy, Harshit Desai, Himanshu Vyas, y Kusai Baroudi, "Estrés y agotamiento profesional entre los odontólogos recién graduados", *Journal of International Society of Preventive & Community Dentistry.* 6, no.6 (2016): 535-541, http:/www.jispcd.org.

6. Erich Barber, Chad Newland, Amy Young y Monique Rose, "Una encuesta revela índices alarmantes de estrés y pensamientos suicidas entre los proveedores de SME", *Journal of Emergency Medical Services* 10, no.40 (28 de septiembre de 2015), http://www.jems.com.

7. Virginia Held, *La ética del cuidado: Personal, político y global* (Nueva York: Oxford University Press, 2006), 17.

8. Ayala Malakh-Pines, Elliot Aronson y Ditsa Kafry, *Agotamiento: Del tedio al crecimiento personal* (Nueva York: Free Press, 1981).

9. J. Eric Gentry, Anna Baranowsky y Kathleen Dunning. "El programa de recuperación acelerada (ARP) para la fatiga por compasión", *Serie Estrés psicosocial: Tratamiento de la fatiga por compasión* ed. Charles Figley (Brunner-Routledge, 2002), 123-137.

10. Paul Valent, "Estrategias de supervivencia: Un marco para comprender el estrés traumático secundario y el afrontamiento en los ayudantes", en *Fatiga por compasión: Cómo afrontar el estrés traumático secundario en quienes tratan a los traumatizados*, ed.

Charles R. Figley (Nueva York: Brunner/Mazel, Inc., 1995), 21-50.

11. Charles R. Figley, "La fatiga por compasión como trastorno de estrés traumático secundario: Una visión general", en *Fatiga por compasión: Cómo afrontar el estrés traumático secundario en quienes tratan a los traumatizados*, ed. Charles R. Figley (Nueva York: Brunner/Mazel, Inc., 1995), 1-20.

12. Charles R. Figley, "La fatiga por compasión como trastorno de estrés traumático secundario".

13. Francois Mathieu, *El cuaderno de trabajo de la fatiga por compasión: Herramientas creativas para transformar la fatiga por compasión y la traumatización indirecta* (Nueva York: Routledge, 2012).

14. Charles R. Figley, "La fatiga por compasión como trastorno de estrés traumático secundario".

15. Mathieu, *El cuaderno de trabajo de la fatiga por compasión.*

Haleigh H. Barnes, Robin A. Hurley y Katherine H. Taber, "Daño moral y TEPT: A menudo coincidentes pero mecánicamente diferentes," *Journal of Neuropsychiatry and Clinical Neurosciences* 31, no.2 (primavera 2019): 98-103, https://doi.org/10.1176/appi. neuropsych. 19020036.

16. Kimyon, Rebecca S., "Síndrome del impostor," *American Medical Association Journal of Ethics* 22, nº 7, consultado el 27 de julio de 2020, http://www.journalofethics.org.

Weir, Kirsten, "¿Se siente un impostor? No es el único. Muchos estudiantes de posgrado se preguntan si están preparados para hacer el trabajo que hacen. Veamos cómo superar ese sentimiento y reconocer sus fortalezas," *American Psychological Association*, consultado el 27 de julio de 2020, http://www.apa.org.

17. Emee Vida Estacio, *El remedio contra el síndrome del impostor: Cómo mejorar su autoestima, sentirse seguro de sí mismo y dejar de sentirse como un impostor* (www.thepamecode.com, 2018).

18. "Friedrich Nietzsche Quotes," *Brainy Quote*, consultado el 29 de julio de 2020, https://www.brainyquote.com/authors/friedrich-nietzsche-quotes. Utilizó un lenguaje inclusivo.

19. Parker Palmer, *Deja que tu vida hable: A la escucha de la voz de la vocación* (San Francisco, CA: Jossey-Bass, 1999), 30.

Capítulo 2

1. Michael E. Kerr y Murray Bowen, *Evaluación familiar: El rol de la familia como unidad emocional que rige el comportamiento y el desarrollo individual* (Nueva York: W.W. Norton & Company, 1988).

2. Roberta M. Gilbert, *Los ocho conceptos de la teoría Bowen* (Lake Frederick, VA: Leading Systems Press, 2004).

3. Jenny Brown, *Creciéndote a ti mismo: Cómo llevar lo mejor a todas las relaciones de la vida,* 2ª ed. (Dunedin, Nueva Zelanda: Exisle Publishing, 2017).

4. Edwin H. Friedman, *Reinventar el liderazgo: Guía de debate* (Nueva York: The Guilford Press, 1996).

5. Gilbert, *Ocho conceptos.*

6. Roberta M. Gilbert, *Relaciones extraordinarias: Una nueva forma de pensar en las interacciones humanas* (Nueva York: John Wiley & Sons, Inc., 1992).

7. Edwin H. Friedman, *De generación en generación: El proceso familiar en la iglesia y la sinagoga* (Nueva York, NY: The Guilford Press, 1985).

8. Karen L. Schuder, "Estudio cualitativo de la formación en ética empresarial: Preparar a los líderes para tomar decisiones éticas", (EdD diss., University of St. Thomas, 2014).

9. Roberto Assagioli, *Alegría (Una técnica de psicosíntesis)* escrito en 1973, consultado el 26 de junio de 2020, https://kennethsorensen.dk/en/.

10. Rachel N. Remen, *Sabiduría en la mesa de la cocina: Historias que curan* (Nueva York: Penguin Group Inc., 2006), 162.

11. Thomas M. Skovholt, y Michelle Trotter-Mathison, *El profesional resiliente: Estrategias de autocuidado y de prevención del agotamiento y la fatiga por compasión para las profesiones asistenciales,* 3ª ed. (Nueva York: Routledge, 2016).

12. Peter M. Senge, *La quinta disciplina: El arte y la práctica de la organización que aprende* (Nueva York: Doubleday, 2006).

13. Stacey M. Schaefer, Jennifer Morozink Boylan, Carien M. van Reekum, Regina C. Lapate, Catherine J. Norris, Carol D. Ryff, y Richard J. Davidson, “El propósito en la vida predice una mejor recuperación emocional ante estímulos negativos,” *PLOS ONE* 8, no.11 (noviembre de 2014), https://doi.org/10.1371/journal.pone.0080329

14. Viktor E. Frankl, *El hombre en busca de sentido: Una introducción a la logoterapia,* 3ª ed. (Nueva York: Simon & Schuster, 1984), 84.

15. Gordon Marino, *Ética: Los Escritos Esenciales* (Nueva York: Modern Library, 2010).

16. Justin Humphreys, "Aristóteles: Ética," *Internet Encyclopedia of Philosophy,* consultada el 29 de junio de 2020, https://iep.utm.edu/aristotle/.

17. Albert L. Winseman, Donald O. Clifton y Curt Liesveld, *Vivir sus fortalezas* (Washington D.C.: The Gallup Organization, 2003).

18. Winseman, Clifton, y Liesveld, *Vivir sus fortalezas.*

19. Kerr y Bowen, *Evaluación familiar.*

20. Stephen R. Covey, *Los 7 hábitos de la gente altamente efectiva: Lecciones poderosas sobre el cambio personal.* Nueva York: Simon & Schuster, 1989).

21. Laura van Dernoot Lipsky y Connie Burk, *Gestión del trauma: Una guía cotidiana para cuidar de uno mismo mientras cuida de otros* (Oakland, CA: Berrett-Koehler Publishers, Inc., 2009).

22. Senge, *La quinta disciplina.*

23. Schuder, "Estudio cualitativo de la formación en ética empresarial".

24. Schuder, "Estudio cualitativo de la formación en ética empresarial".

25. Van Dernoot Lipsky y Burk, *Gestión del trauma.*

Capítulo 3

1. Michael E. Kerr y Murray Bowen, *Evaluación familiar: El rol de la familia como unidad emocional que rige el comportamiento y el desarrollo individual* (Nueva York: W.W. Norton & Company, 1988).

2. Linda Graham, *Resiliencia: Prácticas poderosas para recuperarse de las desilusiones, las dificultades e incluso los desastres* (Novato, CA: New World Library, 2018).

3. Jenny Brown, *Creciéndote a ti mismo: Cómo llevar lo mejor a todas las relaciones de la vida,* 2ª ed. Dunedin, Nueva Zelanda: Exisle Publishing, 2017).

4. Edwin H. Friedman, *De generación en generación: El proceso familiar en la iglesia y la sinagoga* (Nueva York, NY: The Guilford Press, 1985).

5. Henry Cloud y John Townsend, *Límites: Cuándo decir sí, cómo decir no para tomar las riendas de su vida* (Grand Rapids, MI: Zondervan, 2017).

6. Janet Yassen, "Prevención del trastorno de estrés traumático secundario" en *Fatiga por compasión: Cómo afrontar el estrés traumático secundario en quienes tratan a los traumatizados*, ed. Charles R. Figley (Nueva York: Brunner/Mazel, Inc., 1995), 178-208.

7. Friedman, *De generación en generación.*

8. Cloud y Townsend, *Límites.*

9. Karen L. Schuder, "Estudio cualitativo de la formación en ética empresarial: Preparar a los líderes para tomar decisiones éticas," (EdD diss., University of St. Thomas, 2014).

10. Thomas M. Skovholt, y Michelle Trotter-Mathison, *El profesional resiliente: Estrategias de autocuidado y de prevención del agotamiento y la fatiga por compasión para las profesiones asistenciales,* 3ª ed. (Nueva York: Routledge, 2016).

11. Kerr y Bowen, *Evaluación familiar.*

12. "Empatía", *Diccionario de etimología en línea,* consultado el 13 de octubre de 2021, https://www.etymonline.com.

13. Skovholt y Trotter-Mathison, *El profesional resiliente.*

14. Brené Brown, *Pensaba que me pasaba solo a mí (pero no es así): Cómo pasar del "¿Qué pensará la gente?" al "Soy suficiente"* (Nueva York: Gotham, 2007).

    Rick Hanson, *Resiliente: Cómo cultivar un núcleo inquebrantable de calma, fortaleza y felicidad* (Nueva York: Harmony, 2018).

15. Kerr y Bowen, *Evaluación familiar.*

16. Thupten Jinpa, *Un corazón intrépido: Cómo el coraje de ser compasivos puede transformar nuestras vidas* (Nueva York: Avery, 2015).

17. Friedman, *De generación en generación.*

18. Jinpa, *Un corazón intrépido.*

19. Roberta M. Gilbert, *Relaciones extraordinarias: Una nueva forma de pensar en las interacciones humanas* (Nueva York: John Wiley & Sons, Inc., 1992).

20. Kerr y Bowen, *Evaluación familiar.*

21. Jenny Brown, *Creciéndote a ti mismo: Cómo llevar lo mejor a todas las relaciones de la vida,* 2ª ed. Dunedin, Nueva Zelanda: Exisle Publishing, 2017).

22. Laura van Dernoot Lipsky y Connie Burk, *Gestión del trauma: Una guía cotidiana para cuidar de uno mismo mientras cuida de otros* (Oakland, CA: Berrett-Koehler Publishers, Inc., 2009).

23. Gilbert, *Relaciones extraordinarias.*

24. Hanson, *Resiliente;* Skovholt y Trotter-Mathison, *El profesional resiliente.*

25. Cloud y Townsend, *Límites.*

26. Cloud y Townsend, *Límites.*

27. Shari Y. Manning, *Querer a alguien con trastorno límite de la personalidad: Cómo evitar que las emociones descontroladas destruyan su relación* (Nueva York: The Guilford Press, 2011).

28. Manning, *Querer a alguien con trastorno límite de la personalidad*

29. Kerr y Bowen, *Evaluación familiar.*

30. Manning, *Querer a alguien con trastorno límite de la personalidad*

31. Cloud y Townsend, *Límites.*

32. Manning, *Querer a alguien con trastorno límite de la personalidad*

33. Cloud y Townsend, *Límites.*

34. Manning, *Querer a alguien con trastorno límite de la personalidad*

35. Madeleine L'Engle, *Un círculo de tranquilidad: The Crosswicks Journal.* (Nueva York: Farrar, Straus and Giroux, 1972), 22.

Capítulo 4

1. Kristin Neff, *Autocompasión: El poder demostrado de ser bueno con uno mismo* (Nueva York: Harper Collins Publishers, 2011).

2. Pema Chodron, *Empieza donde estás: Una guía para vivir con compasión* (Boulder, CO: Shambhala Publications, Inc., 1994).

3. Dalai Lama, Desmond Tutu, y Douglas Abrams, *El libro de la alegría: Alcanzar la felicidad duradera en un mundo en cambio constante* (Nueva York: Avery, 2016), 254.

4. Thupten Jinpa, *Un corazón intrépido: Cómo el coraje de ser compasivos puede transformar nuestras vidas* (Nueva York: Avery, 2015).

5. Norman Fischer, *El entrenamiento en la compasión: Enseñanzas Zen sobre la práctica del Lojong* (Boston, MA: Shambhala Publications, 2013).

6. Chodron, *Empieza donde estás.*

7. Neff, *Autocompasión.*

8. Jinpa, *Un corazón intrépido.*

9. Neff, *Autocompasión.*

10. Neff, *Autocompasión.*

11. Christopher Germer y Kristin Neff, *Enseñando el programa de autocompasión plena: Una guía para profesionales* (Nueva York: The Guilford Press, 2019).

12. Jinpa, *Un corazón intrépido.*

13. Neff, *Autocompasión.*

14. Neff, *Autocompasión*; Jinpa, *Un corazón intrépido.*

15. Neff, *Autocompasión.*

16. Brené Brown, *Pensaba que me pasaba solo a mí (pero no es así): Cómo pasar del "¿Qué pensará la gente?"* (Nueva York: Avery, 2007).

Lewis B. Smedes, *Vergüenza y gracia: Sanar la vergüenza que no merecemos* (Nueva York: Harper One, 1993).

17. Brene' Brown, *Los dones de la imperfección: Despréndase de quien cree que debe ser y acepte quien es* (Center City, MN: Hazelden Publishing, 2010).

18. Chodron, *Empiece donde esté.*

19. Reinhold Niebuhr, "La ironía en la historia americana," *Obras mayores sobre religión y política* (Nueva York: Library Classics of the United States,2015), 705.

20. Tara Brach, *La compasión radical: Aprender a quererse a sí mismo y a su mundo con la práctica de RAIN* (Nueva York: Viking Life, 2019).

21. Brown, *Los dones de la imperfección.*

22. Germer y Neff, *Enseñar el programa de autocompasión plena.*

23. Jon Kabat-Zinn, *Recobrando el sentido común: Sanarnos a nosotros mismos y al mundo a través de la atención plena* (Nueva York: Hyperion, 2005).

24. Thomas M. Skovholt, y Michelle Trotter-Mathison, *El profesional resiliente: Estrategias de autocuidado y de prevención del agotamiento y la fatiga por compasión para las profesiones asistenciales,* 3ª ed. (Nueva York: Routledge, 2016).

25. Edwin H. Friedman, *De generación en generación: El proceso familiar en la iglesia y la sinagoga.* (Nueva York, NY: The Guilford Press, 1985).

26. Kabat-Zinn, *Recobrando el sentido común.*

27. Germer y Neff, *Enseñar el programa de autocompasión plena.*

28. Brown, *Los dones de la imperfección.*

29. Neff, *Autocompasión.*

30. Hanson, Rick, *Resiliente: Cómo cultivar un núcleo inquebrantable de calma, fortaleza y felicidad* (Nueva York: Harmony Books, 2018).

    Neff, *Autocompasión.*

31. Desmond TuTu and Mpho Tutu, *El libro del perdón: El camino de sanación para nosotros y nuestro mundo* (Nueva York: Harper One, 2014).

32. Neff, *Autocompasión.*

33. Lewis B. Smedes, *El arte de perdonar: Cuando debe perdonar y no sabe cómo* (Nueva York: Ballantine Books, 1996).

34. Smedes, *El arte de perdonar.*

35. Smedes, *El arte de perdonar.*

36. Neff, *Autocompasión.*

37. Neff, *Autocompasión.*

Capítulo 5

1. Robert M. Sapolsky, *Por qué las cebras no tienen úlcera: La aclamada guía del estrés, las enfermedades relacionadas con el estrés y cómo afrontarlo,* 3ª ed. (Nueva York: St. Martin's Griffin, 1998).

2. Sapolsky, *Por qué las cebras no tienen úlcera*

3. Mike Dubi, Patrick Powell y J. Eric Gentry, *Trauma, TEPT, duelo y pérdida: Las 10 competencias básicas para un tratamiento basado en pruebas* (Eau Claire, WI: PESI Publishing & Media, 2017).

4. Sapolsky, *Por qué las cebras no tienen úlcera*

5. Dubi, Powell y Gentry, *Trauma, TEPT, duelo y pérdida.*

6. Sapolsky, *Por qué las cebras no tienen úlcera*

7. Michael E. Kerr y Murray Bowen, *Evaluación familiar: El rol de la familia como unidad emocional que rige el comportamiento y el desarrollo individual* (Nueva York: W.W. Norton & Company, 1988).

8. Sapolsky, *Por qué las cebras no tienen úlcera*

9. Kerr y Bowen, *Evaluación familiar.*

10. Roberta M. Gilbert, *Los ocho conceptos de la teoría Bowen* (Lake Frederick, VA: Leading Systems Press, 2004).

11. Kerr y Bowen, *Evaluación familiar.*

12. Jenny Brown, *Creciéndote a ti mismo: Cómo llevar lo mejor a todas las relaciones de la vida,* 2ª ed. Dunedin, Nueva Zelanda: Exisle Publishing, 2017).

13. Roberta M. Gilbert, *Relaciones extraordinarias: Una nueva forma de pensar en las interacciones humanas* (Nueva York: John Wiley & Sons, Inc., 1992).

14. Gilbert, *Los ocho conceptos de la teoría Bowen.*

15. Gilbert, *Relaciones extraordinarias.*

16. Edwin H. Friedman, *De generación en generación: El proceso familiar en la iglesia y la sinagoga* (Nueva York, NY: The Guilford Press, 1985).

17. Roberta M. Gilbert, *Liderazgo extraordinario: Sistemas de pensamiento, marcar la diferencia* (Falls Church, VA: Leading Systems Press, 2006).

18. Daniel J. Siegel, "Entrenamiento de la atención plena y la integración neuronal: Diferenciación de las distintas corrientes de conciencia y el fomento del bienestar"," *Social Cognitive and Affective Neuroscience (SCAN) 2, no.4* (2007): 259-263, https://doi.org/10.1093/scan/nsm034.

19. Jane Yolen, ed., "El hacha desaparecida", en *Cuentos populares favoritos de todo el mundo* (Nueva York: Pantheon Books, 1986), 412.

20. Linda Graham, *Resiliencia: Prácticas poderosas para recuperarse de las desilusiones, las dificultades e incluso los desastres* (Novato, CA: New World Library, 2018).

21. Seligman, *Prosperar.*

22. Tim Hansel, *Tienes que seguir bailando: En medio de los pesares de la vida, puedes elegir la alegría* (Elgin, IL: David C. Cook Publishing Co., 1985), 55.

23. Dalai Lama, Desmond Tutu, y Douglas Abrams, *El libro de la alegría: Alcanzar la felicidad duradera en un mundo en cambio constante* (Nueva York: Avery, 2016), 11.

24. Jonathan Haidt, *La hipótesis de la felicidad: Encontrar la verdad moderna en la sabiduría antigua* (Nueva York: Basic Books, 2006).

25. Mike Dubi, Patrick Powell y J. Eric Gentry, *Trauma, TEPT, duelo y pérdida: Las 10 competencias básicas para un tratamiento basado en pruebas* (Eau Claire, WI: PESI Publishing & Media, 2017).

26. Lane Pederson y Cortney Sidwell Pederson, *El manual ampliado de entrenamiento en habilidades de terapia dialéctica conductual: DBT para autoayuda y entornos de tratamiento individual y de grupo* (Eau Claire, WI: PESI Publishing & Media, 2017).

27. Jon Kabat-Zinn, *Recobrando el sentido común: Sanarnos a nosotros mismos y al mundo a través de la atención plena* (Nueva York: Hyperion, 2005).

28. Sapolsky, *Por qué las cebras no tienen úlcera*

29. Edwin H. Friedman, *Reinventar el liderazgo: Guía de debate* (Nueva York: The Guilford Press, 1996).

30. Laura van Dernoot Lipsky y Connie Burk, *Gestión del trauma: Una guía cotidiana para cuidar de uno mismo mientras cuida de otros* (Oakland, CA: Berrett-Koehler Publishers, Inc., 2009).

31. Siegel, *Entrenamiento de la atención plena y la integración neuronal.*

32. Kabat-Zinn, *Recobrando el sentido común.*

33. Kabat-Zinn, *Recobrando el sentido común,* 7.

34. Pederson y Sidwell Pederson, *El manual ampliado de entrenamiento en habilidades de terapia dialéctica conductual.*

35. Laurel Parnell, *Hacer tapping: Una guía paso a paso para activar sus recursos curativos mediante la estimulación bilateral* (Boulder, Co: Sounds True, 2008).

36. Haidt, *La hipótesis de la felicidad.*

37. Thomas M. Skovholt, y Michelle Trotter-Mathison, *El profesional resiliente: Estrategias de autocuidado y de prevención del agotamiento y la fatiga por compasión para las profesiones asistenciales,* 3ª ed. (Nueva York: Routledge, 2016).

38. Sapolsky, *Por qué las cebras no tienen úlcera*

39. Friedman, *De generación en generación*; Gilbert, *Liderazgo extraordinario.*

40. Friedman, *De generación en generación*; Gilbert, *Liderazgo extraordinario.*

41. Kerr y Bowen, *Evaluación familiar.*

42. Aviezer Ravitzky, "Shalom: Paz en hebreo," *Pensamiento religioso judío contemporáneo,* consultado el 23 de octubre de 2020, https://www.myjewishlearning.com/ article/shalom/.

Capítulo 6

1. Robert M. Sapolsky, *Por qué las cebras no tienen úlcera: La aclamada guía del estrés, las enfermedades relacionadas con el estrés y cómo afrontarlo,* 3ª ed. (Nueva York: St. Martin's Griffin, 1998).

2. Carolyn Schrock-Schenk, "Introducción al conflicto y a la transformación del conflicto", en *Hacer las paces con el conflicto: [Habilidades prácticas para la transformación de conflictos,* eds. Carolyn Schrock-Schenk y Lawrence Ressler (Harrisonburg, VA: Herald Press, 1999), 25-37.

3. David W. Augsberger, *Mediación de conflictos en varias culturas: Caminos y pautas* (Louisville, KY: Westminster/John Knox Press, 1992).

4. Michael E. Kerr y Murray Bowen, *Evaluación familiar: El rol de la familia como unidad emocional que rige el comportamiento y el desarrollo individual* (Nueva York: W.W. Norton & Company, 1988).

5. Edwin H. Friedman, *De generación en generación: El proceso familiar en la iglesia y la sinagoga* (Nueva York: The Guilford Press, 1985).

6. Schrock-Schenk, "Introducción al conflicto y a la transformación de conflictos".

7. John Paul Lederach, *El pequeño libro de la transformación de conflictos: Clara articulación de los principios rectores por un visionario en la materia* (Nueva York: Good Books, 2003).

8. Sapolsky, *Por qué las cebras no tienen úlcera*

9. Victor E. Frankl, *El hombre en busca de sentido: Una introducción a la logoterapia,* 3ª ed. (Nueva York: Simon & Schuster, 1984), 75.

10. Schrock-Shenk, "Introducción al conflicto y a la transformación de conflictos".

11. Kerr y Bowen, *Evaluación familiar.*

12. Roberta M. Gilbert, *Los ocho conceptos de la teoría Bowen* (Lake Frederick, VA: Leading Systems Press, 2004).

13. Friedman, *De generación en generación.*

14. Kerr y Bowen, *Evaluación familiar.*

15. Augsberger, *Mediación de conflictos en varias culturas.*

16. Peter L. Steinke, *Liderazgo congregacional en tiempos de ansiedad: Mantener la calma y ser valiente pase lo que pase* (Herndon, VA: The Alban Institute, 2006).

17. Kerr y Bowen, *Evaluación familiar.*

18. Augsberger, *Mediación de conflictos en varias culturas.*

19. Lederach, *El pequeño libro de la transformación de conflictos.*

20. Alan E. Fruzzetti, *La pareja en alto conflicto: Una guía de terapia dialéctica conductual para encontrar paz, intimidad y validación* (Oakland, CA: New Harbinger Publications, Inc., 2006).

21. John Paul Lederach, *Reconciliación: Transformación de conflictos para cristianos corrientes* (Harrisonburg, VA: Herald Press, 2014).

22. Augsberger, *Mediación de conflictos en varias culturas.*

23. Kori Leaman-Miller, "Escuchar", en *Hacer las paces con el conflicto: [Habilidades prácticas para la transformación de conflictos,* eds. Carolyn Schrock-Schenk y Lawrence Ressler (Harrisonburg, VA: Herald Press, 1999), 59-67.

24. Barbara Pachter y Susan Magee, *El poder de la confrontación positiva: Las habilidades que debe conocer para manejar los conflictos en el trabajo, en casa y en la vida* (Nueva York: Marlowe & Company, 2000).

25. Valerie Weaver-Zercher, "Hablar", en *Hacer las paces con el conflicto: [Habilidades prácticas para la transformación de conflictos,* eds. Carolyn Schrock-Schenk y Lawrence Ressler (Harrisonburg, VA: Herald Press, 1999), 68-76.

26. Pachter y Magee, *El poder de la confrontación positiva.*

27. Augsberger, *Mediación de conflictos en varias culturas.*

28. Pachter y Magee, *El poder de la confrontación positiva.*

29. Augsberger, *Mediación de conflictos en varias culturas.*

30. Augsberger, *Mediación de conflictos en varias culturas.*

31. Fruzzetti, *La pareja en alto conflicto.*

32. Shari Y. Manning, *Querer a alguien con trastorno límite de la personalidad: Cómo evitar que las emociones descontroladas destruyan su relación* (Nueva York: The Guilford Press, 2011).

33. Kerr y Bowen, *Evaluación familiar.*

34. Manning, *Querer a alguien con trastorno límite de la personalidad.*

35. Manning, *Querer a alguien con trastorno límite de la personalidad.*

36. Ira Chaleff, *El seguidor valiente: Enfrentar y apoyar a nuestros líderes*, 3ª ed. (San Francisco: Berrett-Koehler Publishers, Inc.,2009).

37. Ira Chaleff, *Desobediencia inteligente: Hacer lo correcto cuando lo que te dicen que hagas está mal* (Oakland, CA: Berrett-Koehler Publishers, Inc., 2015), 2.

38. Roberta M. Gilbert, *Liderazgo extraordinario: Sistemas de pensamiento, marcar la diferencia* (Falls Church, VA: Leading Systems Press, 2006).

39. Gilbert, *Liderazgo extraordinario.*

40. Augsberger, *Mediación de conflictos en varias culturas.*

41. Lederach, *Reconciliación.*

42. Corrie ten Boom, John Sherrill y Elizabeth Sherrill, *El escondite* (Old Tappan, Nueva Jersey: Fleming H. Revell Company Spire Books. 1971), 238.

43. Lederach, *Reconciliación.*

44. Augsberger, *Mediación de conflictos en varias culturas.*

45. Desmond TuTu and Mpho Tutu, *El libro del perdón: El camino de sanación para nosotros y nuestro mundo* (Nueva York: Harper One, 2014), 25.

Capítulo 7

1. Geert Hofstede, Gert Jan Hofstede y Michael Minkov, *Culturas y organizaciones: Software de la mente,* 3ª ed. (Nueva York, NY: McGraw-Hill, 2010).

2. Edgar H. Schein, *Cultura organizativa y liderazgo,* 3ª ed. (San Francisco, CA: Jossey Bass, 2004).

3. George A. Bonanno, *El otro lado de la tristeza: Lo que la nueva ciencia del duelo nos dice sobre la vida después de la pérdida* (Nueva York: Basic Books, 2009).

4. Elizabeth Kubler-Ross y David Kessler, *Sobre el dolor y el duelo: Encontrar el sentido del duelo a través de las cinco etapas de la pérdida* (Nueva York: Simon & Schuster, 2005).

5. Mike Dubi, Patrick Powell y J. Eric Gentry, *Trauma, TEPT, duelo y pérdida: Las 10 competencias básicas para un tratamiento basado en pruebas* (Eau Claire, WI: PESI Publishing & Media, 2017).

6. J. William Worden, *Asesoramiento y terapia del duelo: Manual para el profesional de la salud mental,* 4ª ed. (Nueva York: Springer Publishing Company, 2008).

7. Bonanno, *El otro lado de la tristeza.*

8. Bonanno, *El otro lado de la tristeza.*

9. C.S. Lewis, *Una pena observada* (Nueva York: Harper Collins, 1996), 60.

10. Kubler-Ross y Kessler, *Sobre el dolor y el duelo.*

11. Brook Noel y Pamela D. Blair, *No estaba listo para decir adiós: Sobrevivir, afrontar y sanar después de la muerte súbita de un ser querido* (Naperville, IL: Sourcebooks, Inc., 2018).

12. Bonanno, *El otro lado de la tristeza*; Kubler-Ross y Kessler, *Sobre el dolor y el duelo.*

13. Kubler-Ross y Kessler, *Sobre el dolor y el duelo.*

14. Brook Noel y Pamela D. Blair, *No estaba listo para decir adiós.*

15. Kubler-Ross y Kessler, *Sobre el dolor y el duelo.*

16. Kubler-Ross y Kessler, *Sobre el dolor y el duelo.*

17. Kubler-Ross y Kessler, *Sobre el dolor y el duelo.*

18. Kubler-Ross y Kessler, *Sobre el dolor y el duelo.*

19. Brook Noel y Pamela D. Blair, *No estaba listo para decir adiós.*

20. Kubler-Ross y Kessler, *Sobre el dolor y el duelo.*

21. Bonanno, *El otro lado de la tristeza.*

22. H. Norman Wright, *Recuperarse de las pérdidas en la vida* (Grand Rapids, MI: Fleming H. Revell, 2006).

23. H. Norman Wright, *Recuperarse de las pérdidas en la vida.*

24. Bonanno, *El otro lado de la tristeza.*

25. H. Norman Wright, *Recuperarse de las pérdidas en la vida.*

26. Bonanno, *El otro lado de la tristeza.*

27. Linda Graham, *Resiliencia: Prácticas poderosas para recuperarse de las desilusiones, las dificultades e incluso los desastres* (Novato, CA: New World Library, 2018).

28. Brook Noel y Pamela D. Blair, *No estaba listo para decir adiós.*

29. Brook Noel y Pamela D. Blair, *No estaba listo para decir adiós.*

30. Brook Noel y Pamela D. Blair, *No estaba listo para decir adiós.*

31. Roberta M. Gilbert, *Relaciones extraordinarias: Una nueva forma de pensar en las interacciones humanas* (Nueva York: John Wiley & Sons, Inc., 1992).

    Michael E. Kerr y Murray Bowen, *Evaluación familiar: El rol de la familia como unidad emocional que rige el comportamiento y el desarrollo individual* (Nueva York: W.W. Norton & Company, 1988).

32. Gilbert, *Relaciones extraordinarias*; Kerr y Bowen, *Evaluación familiar.*

33. H. Norman Wright, *Recuperarse de las pérdidas en la vida.*

34. Brook Noel y Pamela D. Blair, *No estaba listo para decir adiós.*

35. Granger E. Westberg, *Ante la pérdida de un ser querido* (Philadelphia: Fortress Press, 1971).

36. Brook Noel y Pamela D. Blair, *No estaba listo para decir adiós.*

37. Kubler-Ross y Kessler, *Sobre el dolor y el duelo.*

38. Rick Hanson, *Resiliente: Cómo cultivar un núcleo inquebrantable de calma, fortaleza y felicidad* (Nueva York: Harmony Books, 2018).

Capítulo 8

1. " ¿Cuán grandes son los árboles grandes?" Departamento de Parques y Ocio de California, consultado el 7 de marzo de 2022, https://www.parks.ca.gov/.

2. Don R. Catherall, "Cómo afrontar el estrés traumático secundario: La importancia del grupo de compañeros profesionales del terapeuta" en *Estrés Traumático Secundario: Cuestiones de autocuidado para clínicos, investigadores y educadores,* 2ª ed., ed. B. Hudnall Stamm (Baltimore, MD: Sidran Press, 1999), 80-92.

3. Janet Yassen, "Prevención del trastorno de estrés traumático secundario" en *Fatiga por compasión: Cómo afrontar el estrés traumático secundario en quienes tratan a los traumatizados,* ed. Charles R. Figley (Nueva York: Brunner/Mazel, Inc., 1995), 178-208.

4. Fabrizio Bert, Maria Rosaria Gualano, Elisa Camussi, Giulio Pieve, Gianluca Voglino y Roberta Siliquini "Intervención asistida por animales: Una revisión sistemática de beneficios y riesgos", *European Journal of Integrative Medicine* 8, no.5 (mayo de 2016): 695-706, http://dx.doi.org/10.1016/j.eujim.2016.05.005.

5. Dessa Bergen-Cico, Yvonne Smith, Karen Wolford, Collin Gooley, Kathleen Hannon, Ryan Woodruff, Melissa Spicer y Brooks Gump, "La tenencia y el adiestramiento de perros reduce los síntomas de estrés postraumático y aumenta la autocompasión entre los veteranos": Resultados de un estudio longitudinal de control," *J Altern Complement Med* 24, no.12 (diciembre de 2018): 1166-1175, https://pubmed.ncbi.nlm.nih.gov/30256652/.

6. Laura van Dernoot Lipsky y Connie Burk, *Gestión del trauma: Una guía cotidiana para cuidar de uno mismo mientras cuida de otros* (Oakland, CA: Berrett-Koehler Publishers, Inc., 2009).

7. Thomas M. Skovholt, y Michelle Trotter-Mathison, *El profesional resiliente: Estrategias de autocuidado y de prevención del agotamiento y la fatiga por compasión para las profesiones asistenciales,* 3ª ed. (Nueva York: Routledge, 2016).

8. Brene' Brown, *Los dones de la imperfección: Despréndase de quien cree que debe ser y acepte quien es* (Center City, MN: Hazelden Publishing, 2010), 50.

9. Brown, *Los dones de la imperfección.*

10. Michael E. Kerr y Murray Bowen, *Evaluación familiar: El rol de la familia como unidad emocional que rige el comportamiento y el desarrollo individual* (Nueva York: W.W. Norton & Company, 1988).

11. Parker Palmer, *Una plenitud oculta: El camino hacia una vida indivisa* (San Francisco, CA: Jossey-Bass, 2004), 5.

12. Skovholt y Trotter-Mathison, *El profesional resiliente.*

13. Kristin Neff, *Autocompasión: El poder demostrado de ser bueno con uno mismo* (Nueva York: Harper Collins Publishers, 2011).

14. Roberta M. Gilbert, *Los ocho conceptos de la teoría Bowen* (Lake Frederick, VA: Leading Systems Press, 2004).

15. Linda Graham, *Resiliencia: Prácticas poderosas para recuperarse de las desilusiones, las dificultades e incluso los desastres* (Novato, CA: New World Library, 2018).

16. Yassen, *Prevención del estrés traumático secundario.*

17. Brown, *Los dones de la imperfección.*

18. Brown, *Los dones de la imperfección.*

19. Rachel N. Remen, *Sabiduría en la mesa de la cocina: Historias que curan* (Nueva York: Riverhead Books, 2006).

20. Brown, *Los dones de la imperfección.*

21. Graham, *Resiliencia.*

22. Jenny Brown, *Creciéndote a ti mismo: Cómo llevar lo mejor a todas las relaciones de la vida*, 2ª ed. (Chatswood, Australia: Exisle Publishing, 2012).

23. Karen L. Schuder, "Estudio cualitativo de la formación en ética empresarial: Preparar a los líderes para tomar decisiones éticas," (EdD diss., University of St. Thomas, 2014).

24. Francoise Mathieu, *El cuaderno de trabajo de la fatiga por compasión: Herramientas creativas para transformar la fatiga por compasión y la traumatización indirecta* (Nueva York: Routledge Taylor and Francis Group, 2012).

25. Sonya B. Norman y Shira Maguen, "Daño moral", Centro Nacional para el TEPT, consultado el 28 de julio de 2020, http://www.ptsd.va.gov.

26. Schuder, "Estudio cualitativo de la formación en ética empresarial".

27. Graham, *Resiliencia.*

28. Mathieu, *El cuaderno de trabajo de la fatiga por compasión.*

29. Kerr y Bowen, *Evaluación familiar.*

30. Skovholt y Trotter-Mathison, *El profesional resiliente.*

Capítulo 9

1. "Faro de Split Rock", Sociedad Histórica de Minnesota, consultado el 4 de agosto de 2021, https://www.mnhs.org/splitrock.

2. Euan Kerr, "36 años iluminando la historia de Split Rock llegan a su fin," MPR News, modificado por última vez el 10 de abril de 2019, https://www.mprnews.org.

3. Janet Yassen, "Prevención del trastorno de estrés traumático secundario" en *Fatiga por compasión: Cómo afrontar el estrés traumático secundario en quienes tratan a los traumatizados*, ed. Charles R. Figley (Nueva York: Brunner/Mazel, Inc., 1995), 178-208.

4. Brene' Brown, *Los dones de la imperfección: Despréndase de quien cree que debe ser y acepte quien es* (Center City, MN: Hazelden Publishing, 2010).

5. Don R. Catherall, "Prevención del trastorno de estrés traumático secundario institucional", en *Fatiga por compasión: Cómo afrontar el estrés traumático secundario en quienes tratan a los traumatizados*, ed. Charles R. Figley (Nueva York: Brunner/Mazel, Inc., 1995), 232-247.

6. Thomas M. Skovholt, y Michelle Trotter-Mathison, *El profesional resiliente: Estrategias de autocuidado y de prevención del agotamiento y la fatiga por compasión para las profesiones asistenciales,* 3ª ed. (Nueva York: Routledge, 2016).

7. Skovholt y Trotter-Mathison, *El profesional resiliente.*

8. James F. Munroe, Jonathan Shay, Lisa Fisher, Christine Makary, Kathryn Rapperport y Rose Zimering, "Prevenir la fatiga por

compasión: Un modelo de tratamiento en equipo", en *Fatiga por compasión: Cómo afrontar el estrés traumático secundario en quienes tratan a los traumatizados*, ed. Charles R. Figley (Nueva York: Brunner/Mazel, Inc., 1995), 209-231.

9. Rick Hanson, *Resiliente: Cómo cultivar un núcleo inquebrantable de calma, fortaleza y felicidad* (Nueva York: Harmony Books, 2018).

10. Laura van Dernoot Lipsky y Connie Burk, *Gestión del trauma: Una guía cotidiana para cuidar de uno mismo mientras cuida de otros* (Oakland, CA: Berrett-Koehler Publishers, Inc., 2009).

11. Randal D. Beaton, y Shirley A. Murphy, "Trabajar con personas en crisis: Implicaciones de la investigación", en *Fatiga por compasión: Cómo afrontar el estrés traumático secundario en quienes tratan a los traumatizados*, ed. Charles R. Figley (Nueva York: Brunner/Mazel, Inc., 1995), 51-81.

12. Karen L. Schuder, "Estudio cualitativo de la formación en ética empresarial: Preparar a los líderes para tomar decisiones éticas," (EdD diss., University of St. Thomas, 2014).

13. Schuder, "Estudio cualitativo de la formación en ética empresarial".

14. Don R. Catherall, "Cómo afrontar el estrés traumático secundario: La importancia del grupo de compañeros profesionales del terapeuta", en *Estrés traumático secundario: Cuestiones de autocuidado para clínicos, investigadores y educadores,* 2ª ed., ed. B. Hudnall Stamm (Baltimore, MD: Sidran Press, 1999), 80-92.

15. Skovholt y Trotter-Mathison, *El profesional resiliente.*

16. Yassen, "Prevención del trastorno de estrés traumático secundario"

17. Linda Graham, *Resiliencia: Prácticas poderosas para recuperarse de las desilusiones, las dificultades e incluso los desastres* (Novato, CA: New World Library, 2018).

18. Jeffrey T. Mitchell "Critical Incident Stress Debriefing (CISD)", (en inglés) *Info-Trauma.org,* consultado el 4 de agosto de 2021, https://www.info-trauma.org

19. Susan L. McCammon and E. Jackson Allison, *"Informar y tratar a los trabajadores de emergencias,"* en *Fatiga por compasión: Cómo afrontar el estrés traumático secundario en quienes tratan a los traumatizados,* ed. Charles R. Figley (Nueva York: Brunner/Mazel, Inc., 1995), 115-130.

20. Catherall, "Cómo afrontar el estrés traumático secundario"; Beaton y Murphy, "Trabajar con personas en crisis".

21. Mike Dubi, Patrick Powell y J. Eric Gentry, *Trauma, TEPT, duelo y pérdida: Las 10 competencias básicas para un tratamiento basado en pruebas* (Eau Claire, WI: PESI Publishing & Media, 2017).

22. Catherall, "Cómo afrontar el estrés traumático secundario"; McCammon y Allison, "Informar y tratar a los trabajadores de emergencias."

23. Graham, *Resiliencia.*

24. "Los Doce Pasos", Al-Anon, consultado el 7 de marzo de 2022, https://al-anon.org/for-members/the-legacies/the-twelve-steps/.

25. "Historia de Al-Anon", Al-Anon, consultado el 10 de agosto de 2021, https://al-anon.org/formembers/wso/ archives/history/.

26. Parker J. Palmer, *Una plenitud oculta: El camino hacia una vida indivisa* (San Francisco, CA: Jossey-Bass, 2004), 55.

27. Palmer, *Una plenitud oculta.*

28. Van Dernoot Lipsky y Burk, *Gestión del trauma.*

29. Graham, *Resiliencia.*

30. Palmer, *Una plenitud oculta.*

31. Michael E. Kerr y Murray Bowen, *Evaluación familiar: El rol de la familia como unidad emocional que rige el comportamiento y el desarrollo individual* (Nueva York: W.W. Norton & Company, 1988).

32. Hanson, *Resiliente.*

33. Palmer, *Una plenitud oculta.*

ACERCA DE LA AUTORA

Karen Schuder, EdD, MDiv, MAM

El afán de Karen por ayudar a la gente y su búsqueda de cuidados sostenibles comenzó a una edad temprana. Sus experiencias en el trabajo con niños con discapacidades graves y múltiples, en el apoyo a las familias afectadas por un trauma, en ayudar a mujeres a recuperarse de abusos y en el duelo colectivo la han inspirado para desarrollar su resiliencia y cuidar de forma sostenible. Su máxima motivación es tratar de encontrar la manera de disfrutar de su propia trayectoria vital y de su maravillosa familia mientras acompaña a otros en su sufrimiento y desgarro.

El ímpetu de Karen por prosperar mientras cuida y su amor por el aprendizaje la llevaron a conseguir varios títulos de posgrado, junto con una formación especializada en múltiples áreas. Tiene un doctorado educativo en liderazgo con investigación sobre ética y desarrollo profesional. También obtuvo másteres en divinidad y gestión que ampliaron su perspectiva educativa y su bagaje de habilidades.

Karen cuenta con una amplia experiencia ayudando a las personas a afrontar traumas, formando a otras para que alcancen su máximo rendimiento y dirigiendo organizaciones. Ha desarrollado y dirigido una iniciativa de bienestar para un programa de residencia de médicos de familia, imparte capacitación continua en liderazgo en Honduras y está a cargo de talleres de resiliencia en entornos educativos y consultorios privados.

Las áreas de formación especializada y experiencia de Karen incluyen el asesoramiento para combatir la fatiga por compasión, el apoyo tras el trauma y el duelo, el aumento de la competencia cultural, la gestión de conflictos, la formación de culturas organizativas y la aplicación de la teoría de los sistemas familiares al liderazgo.

"Me centro en apoyar a las personas que ayudan a otros, porque sé lo gratificante y desafiante que puede ser", comenta Karen. Años de dedicada búsqueda de una manera de prosperar al tiempo que se ayuda a la gente le han llevado a *Cuidados resilientes y sostenibles.* Tiene la esperanza de ayudar a otros a disfrutar de la belleza de sus propias vidas, incluso cuando caminan en medio del sufrimiento, y a cambiar el mundo con cuidados.

A Karen le gusta tomarse tiempo para energizarse y disfrutar de la naturaleza con la familia, los amigos y los seres queridos peludos, hacer senderismo, esquiar y navegar en canoa. ¡Estamos rodeados de tanta belleza!

Gracias por comprar
Cuidados resilientes y sostenibles:
Su guía para prosperar mientras ayuda a otros.

Una parte de su compra se destinará al envío de ejemplares de este libro para ayudar a personas en funciones asistenciales en Centroamérica y otras regiones del mundo donde la necesidad es grande, pero los recursos no están disponibles con tanta facilidad.

www.ingramcontent.com/pod-product-compliance
Lightning Source LLC
Chambersburg PA
CBHW062204270326
41930CB00009B/1641
9781570253812